DOCTEUR AUMONT

L'ARTHRITISME

DES

GENS DU MONDE

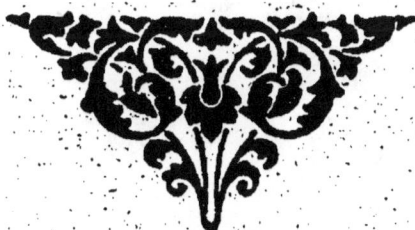

PIERRE LAFITTE & Cie
ÉDITEURS — PARIS

CONTRE LE VIEILLISSEMENT

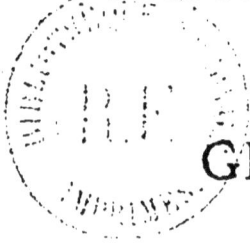

DES

GENS DU MONDE

DU MÊME AUTEUR

===

DOCTEUR AUMONT

Contre
le Vieillissement

des

Gens du Monde

ROLE DE L'ARTHRITISME

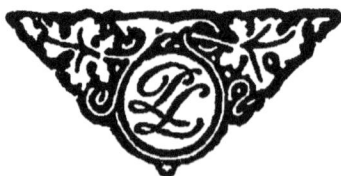

PIERRE LAFITTE & Cie
ÉDITEURS — PARIS

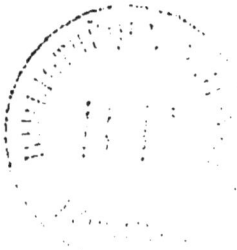

PRÉFACE

Je pourrais vous dédier ce livre, mon cher de Knyff, en l'offrant simplement à l'ami éclairé dont la sympathie me fut toujours fidèle. Mais j'estime que ce ne serait pas assez, et je veux m'élever au-dessus de cette contingence individuelle, si précieuse me soit-elle. Vous êtes depuis vingt ans l'inlassable pionnier de la meilleure des causes : malgré les hostilités, les préjugés, les partis pris, vous avez obligé notre race à comprendre que la rénovation physique était la garantie de sa sécurité et de sa grandeur. Vous l'avez obligée à comprendre, mais vous l'avez surtout obligée à vouloir, et vous pouvez être fier de l'ampleur de ce mouvement qu'un des premiers vous avez déclanché.

En un temps où la veulerie et le laisser-aller paraissaient, sous de néfastes influences, avoir conquis parmi nous un véritable droit de cité, vous avez affirmé qu'il y avait là un accident, et non pas une tendance. A tous ces gens qui se prétendaient vieux et croyaient l'être, vous avez démontré qu'ils se trompaient, et poussant plus loin une opinion paradoxale pour l'instant, vous êtes peu à peu arrivé à leur prouver qu'ils étaient jeunes, en réveillant par votre exemple leurs enthousiasmes et leur foi.

L'état morbide dont je traite en ce livre est, non pas ignoré, mais méconnu et dédaigné. D'autant plus redoutable pour la race qu'il touche, surtout l'élite ; d'autant plus redoutable pour l'individu qu'il l'atteint en pleine maturité et l'arrête en pleine expansion, ce petit arthritisme de la quarantaine est plus terrible qu'on ne suppose, car il conduit ceux qu'il frappe à la sénilité précoce et à la déchéance.

Je reconnais l'exercice musculaire comme un des spécifiques les plus efficaces dans cette lutte contre l'arthritisme s'il est bien réglé et bien dirigé. Et si je fais du sport, mon cher de Knyff, notre commun palladium, si je lui demande d'excuser l'imprudence et de réparer l'erreur, sous quelle autorité meilleure que la vôtre pourrais-je placer mes conseils : Vous, l'apôtre, écouté par tous, de la culture physique.

CONTRE LE VIEILLISSEMENT

DES

GENS DU MONDE

CONSIDÉRATIONS GÉNÉRALES

L'HUMANITÉ, aimant la vie, trouva toujours désagréable de payer de la mort le plaisir qu'elle y prend. Pour s'affranchir de l'inéluctable servitude, elle ne néglige aucun effort matériel ou spirituel. Ceux-ci seuls donnèrent quelques satisfactions, et le meilleur moyen de ne pas craindre la mort est, encore aujourd'hui, de considérer la vie comme une étape. Interrompue dans ce monde, la carrière reprendrait dans un autre, améliorée et embellie. Cette solution élégante et consolatrice garde dans l'opinion de bien des personnes une incertitude qui lui ôte tout son charme. Les incrédules et les sceptiques préfèrent tenir que courir ; les croyants aussi, d'ailleurs, ce qui, à première vue, semble étrange. Et en fin de compte, l'humanité, ne pouvant échapper à la mort, s'efforce simplement de reculer son terme. Toutefois il n'est pas un de nous qui ne conserve l'espoir imprécisé, subconscient, pourrait-on dire, de voir quelque savant découvrir un jour quelque claire fontaine de Jouvence, quelque rutilant élixir, capables de donner aux dieux mortels que nous sommes le corps incorruptible des dieux immortels que nous voudrions être. Mais, cet espoir confus, nous ne le demandons plus aux miracles, sous l'aile mystique des religions. L'humanité, bercée par ces chimères et nourrie d'illusions, relègue quelque part les idoles vieillies et les remplace par d'autres, dont la nouveauté fait toute la séduction. C'est à la science dispensatrice de fééries, que notre temps désabusé confie sa destinée tremblante. Cramponné à de pauvres certitudes, mais escomptant l'infini des promesses, il regarde remuer les lèvres des prophètes et le moindre mot tombé des doctes bouches est attendu avec plus de fébrilité et recueilli avec plus d'enthousiasme que ne le fût la parole sacrée tombée jadis du Sinaï.

Pour l'homme du vingtième siècle, la science est la déesse hiératique et lointaine, brillante étoile levée sur l'horizon, et à laquelle on peut tout demander. Contrairement à ses sœurs du passé, confinées dans des temples obscurs, dont elles ne sortaient qu'à certains jours choisis et rares, au bruit des acclamations et des prières, la déesse moderne opère dans des laboratoires impressionnants de clarté. Cette différence de mise en scène, mieux adaptée au goût du jour, n'a fait qu'accroître sa puissance. Comme les paroles que les prêtres arrachaient jadis au livre des arcanes, les enseignements qu'elle jette au peuple portent le signe certain de l'infaillibilité.

Est-ce bien au peuple qu'il faut dire? En réalité, c'est à lui qu'elle s'adresse, mais il ne l'entend guère. Le peuple aime ses habitudes; toutes les nouveautés le surprennent et l'inquiètent un peu. Les savants ne parlent point une langue assez claire pour être compris du premier coup. Ce fut, à tous les âges, le défaut des oracles de ne devenir précis qu'en vieillissant. D'ailleurs, le peuple n'a pas le temps. Au cours du cheminement routinier, courbé sur le travail pour la dure existence, il attend que les théories s'abaissent, que les hypothèses se vérifient, que les peut-être aient pris une forme sensible. Alors seulement, il écoute, il croit, il obéit. Les premiers auditeurs de la science, aussi ses premiers serviteurs sont ceux que leur situation matérielle et morale met à même de demander et de prendre à la vie tout ce qu'elle peut donner. Naguère, ils constituaient une noblesse prestigieuse et fermée. Ils constituent aujourd'hui une élite opulente et ouverte, sans cesse renouvelée par les apports d'en bas, et l'ancienne caste de l'aristocratie est devenue de nos jours la caste des gens du monde.

L'aristocratie des derniers siècles se complaisait dans un scepticisme élégant et poli. Le peuple d'alors était tourmenté, crédule et mystique. Le peuple d'aujourd'hui est toujours tourmenté, toujours crédule. Mais il n'est plus mystique ; il est sceptique si ce joli mot convient à sa mentalité indifférente et lourde. L'élite au contraire a pris son mysticisme. De toute leur intelligence, les gens du monde croient à la science, à son avenir certain de fixité et de lumière ; ils ne lui marchandent ni leur foi, ni leur aide ; à condition toutefois de toucher quelques précisions en guise de dividendes. En ce qui concerne les applications industrielles et mécaniques, la science fait honneur au crédit qu'on lui ouvre. Elle paie généreusement. L'homme lui demande l'espace et le temps. Elle vient d'achever la conquête de l'espace. Mais le temps, à peine touché, résiste. Or, c'est lui surtout que nous voudrions atteindre, lui, le faucheur stupide, qui va si vite sans savoir où. Nous sommes pressés. Le bout de ruban qui nous reste à vivre raccourcit tous les jours. S'il est possible de l'allonger un peu nous voudrions bien qu'on nous dise comment, non pas demain, mais tout de suite.

Avoir à sa disposition tous les leviers d'un temps où l'or est roi... avoir à peine le temps d'ébranler

ces leviers, tant la course à l'abîme semble préci-
pitée, voilà déjà un regret douloureux. Mais si la
force vient à manquer, si on ne peut même pas y
toucher, à ces leviers que l'on croit être les leviers
du bonheur... Alors, à quoi bon? A quoi sert une
clef d'or qui n'ouvre pas de serrures? A quoi sert
d'avoir mille moyens de pouvoir si le seul vraiment
bon nous manque... la force... c'est-à-dire la santé.

La longévité étant la plus chère espérance de la
plupart d'entre nous, la santé, moyen d'y parvenir,
est le premier de nos biens. Et cependant, c'est
un bien méconnu. Elle partage avec la jeunesse
et la fortune l'inexplicable privilège d'être appré-
ciée de ceux qui ne l'ont plus et, regrettée de ceux
qui la voient fuir. Evidemment, les bien portants
y tiennent, mais ils y tiennent comme on tient aux
choses bonnes et belles que l'on possède depuis
longtemps, si bien habitués à en jouir qu'on ne
songe plus à s'imprégner de leur charme. Mais
qu'un fléchissement, une défaillance de cette santé
oubliée viennent à rappeler soudain qu'elle n'est
point indestructible, immédiatement le prix qu'on
y attache redevient en rapport avec les agréments
qu'on y trouve et que l'on sent brusquement com-
promis. L'homme angoissé frémit devant la maladie comme un navire s'étonne à l'approche d'un
cyclone ; et cette comparaison est d'autant plus
juste qu'il se comporte devant elle suivant son

tempérament et son caractère comme un navire, suivant sa construction et ses moyens, se comporte devant la tempête.

Le voilier lent, qui ne peut échapper à la fatalité et s'en va insoucieusement vers elle, voit tomber le baromètre, ferme ses panneaux, serre ses voiles et attend. Le vapeur, plus puissant, plus libre et partant plus hardi, loin du point menacé, sitôt prévenu, force ses feux et fuit, soupapes chargées. La fortune de ces deux navires, avertis pourtant en même temps ne peut pas être, ne sera jamais égale. L'un se redresse et s'évade. L'autre se replie simplement et subit.

Telle est aussi la loi humaine. Celui qui veille sur sa santé et en prévoit à temps les orages saura trouver où sont les moyens d'y faire face. L'indifférent, au contraire, toujours surpris par eux, en est, la plupart du temps, accablé avant même d'avoir ébauché un geste de défense.

Au premier stade de la vie, pendant l'adolescence, même durant la jeunesse, le terme inévitable apparaît si lointain que ceux qui l'envisagent, et ils sont peu nombreux, nourrissent la confuse espérance de ne jamais l'atteindre. Pour rien, pour le plaisir, quelque vague amusette, quelque sot amour-propre, le jeune homme n'hésite pas à compromettre sa santé et à jouer une partie dont les conséquences pèseront sur sa vie toute entière.

Plus tard, il n'en va plus de même. Et les troubles de santé générale que j'ai l'intention d'étudier, simples désagréments au début, et dans la suite véritables misères, doivent leur caractère angoissant, moins peut-être à leur gravité propre, qu'à l'époque de la vie qui les voit apparaître. Ils se font jour, en effet, à un moment où la maturité réfléchie permet de les analyser, d'en comprendre le danger, d'en mesurer l'importance. Il ne s'agit plus alors de les examiner des hauteurs de la science. Les spéculations de la philosophie biologique s'occupant des destinées de l'espèce doivent faire place à une médecine plus terre à terre mais plus précise, que l'on pourrait appeler : la médecine des réalisations immédiates. La médecine et ses théories élevées, mais nuageuses, ont besoin de se vulgariser en passant par l'intelligence claire et les doigts avertis du médecin. C'est à lui qu'il appartient de glaner dans cet ensemble un peu confus, et d'extraire du fouillis des idées générales en face des cas individuels que sa pratique lui propose, les applications directement utiles à son malade. C'est à lui de discerner dans quelle mesure ses conseils et ses soins doivent aider la nature. C'est à lui qu'il appartient de choisir l'étoffe de la cuirasse et de la tailler sur mesure. Une armure de défense ne doit jamais blesser. Or, l'organisme humain, dans son intégrité, a déjà bien de la peine à supporter le fardeau de la vie. Que sera-ce s'il est fléchissant?

Ce travail de mise au point est toujours extrêmement délicat. Dès qu'il est terminé, aussi bien
que possible, le médecin s'occupe de la réparation.
Mais cette réparation ne peut se faire qu'avec l'aide
avisée du malade. On ne lui demande qu'une chose,
essentielle, sa confiance. La plupart du temps,
avant de l'obtenir, le médecin se heurte à un obstacle redoutable. L'homme instruit qu'il soigne
a lu, écouté, entendu. Il est imbu des théories de
la science officielle, il connaît tous ses aphorismes.
Cet indigeste bagage lui arrive d'ordinaire par
l'intermédiaire des journaux, lesquels l'ont bien
souvent déformé avant de le livrer à la consommation. Nous sommes tous, suivant notre ampleur,
temple ou chapelle des préjugés. Il en est d'inoffensifs; il en est de dangereux. Quelques-uns enfin
sont mortels. Avant toute autre chose, c'est un
de ceux-ci que je voudrais détruire.

QUELQUEFOIS dans son cabinet, plus souvent au cours d'une de ces réunions mondaines où l'on parle de tout et surtout de médecine, un médecin en vedette, coupant court à de multiples confidences, s'écrie d'un ton définitif : « Vous êtes arthritique, cher ami, et c'est tout. »

Et le plaignant s'en va en se frottant les mains, entouré de l'admiration et chargé de l'envie des voisins. Il est arthritique ! L'heureux homme ! Béni soit le beau ciel sous lequel il naquit. Il est arthritique... donc il n'a rien. Ou plutôt il a quelque chose qui lui permettra de braver tous les efforts du temps, et la science, par la parole d'un maître, vient de lui décerner son brevet de longue vie.

Longtemps, toujours, on le verra, infatigable survivant d'une génération disparue, promener dans les salons où tant d'autres n'auront fait que passer, sa calvitie distinguée, son ventre rond, sa bonne humeur. Tartarin de la médecine moderne, phare de ce qu'elle sait, parangon de ce qu'elle

ignore, il est le refuge choisi de tous les sous-enten-
dus, de tous les a-peu-près que la science officielle
mêle à quelques clartés... Il est indispensable, partant inébranlable, car il est arthritique...

L'heureux homme ! Mais aussi l'heureux mot.
Aucun ne connut une fortune égale. Jeté par des
médecins, qui le comprenaient mal, à des malades
ou prétendus tels qui le comprenaient encore moins,
il bénéficia largement de cette double obscurité.
Et c'était beau ; car le médecin formulait avec
gravité le diagnostic que le patient accueillait avec
vénération. Et tous deux, confiant au mot sacré
l'insondable mystère de leur pensée confuse, échan-
geaient des paroles profondes.

II

IL y a vingt ans environ, tous les peuples, ceux du Nord comme ceux du Midi, se demandaient avec inquiétude s'ils n'allaient pas, à la fin d'un siècle prospère, sans exemple dans l'histoire, voir s'abattre sur eux un fléau plus redoutable que les varioles et les pestes du Moyen-Age. Savants, médecins, sociologues, et derrière eux la foule des croyants et des humbles assistaient, se croyant impuissants, aux ravages féroces de la tuberculose. Elle semblait alors véritablement destructrice, et chaque année, rien qu'en France, 250.000 individus mouraient d'elle ou de son voisinage. Aujourd'hui, cette mortalité a diminué, et quoique toujours redoutable, le mal évidemment recule. Au plus fort de sa virulence, alors qu'on ne savait pas la combattre, mais qu'on savait tout au moins la définir, un médecin connu, Pidoux, auteur avec Trousseau de traités demeurés aussi classiques que peuvent le demeurer des traités médicaux, avait émis une opinion qu'il formula à peu près en ces termes : la tuberculose et l'arthritisme ne vivent pas sur le même terrain. Et comme les faits cliniques semblaient lui donner raison, les médecins inquiets recueillirent l'aphorisme et l'humanité plus inquiète encore en fit son dernier palladium.

C'était une chance inespérée. Il existait donc une chapelle où l'on pouvait se réfugier. Tout le monde y courut ; elle fut pleine rapidement. Alors on assiégea ses portes comme on assiège celles des vendeurs d'orviétan. Et le succès fut si durable qu'à l'heure actuelle tout le monde s'y précipite encore.

Certes, au fond des sanctuaires mystérieux où s'élabore la science de l'avenir, les médecins commencent à discuter cette opinion pour la remplacer par une autre toute contraire, en vertu des lois du pendule ; mais cette oscillation nécessaire n'a point ému les couches profondes. Car il ne faut pas l'ignorer : la science appliquée retardant de vingt ans sur la science spéculatrice, les idées des savants d'hier sont celles du peuple d'aujourd'hui.

Au fond, cela importe peu. Les idées sont toujours bonnes. Seule la mise au point en est parfois mauvaise. Et, dans le cas actuel, l'arthritisme en tant que maladie sociale valait mieux que la tuberculose, comme un voleur vaut mieux qu'un assassin. L'humanité, d'autant plus confiante qu'elle se sent moins menacée, accepta d'enthousiasme ses modestes méfaits. Tels de grands criminels s'administrent volontiers la discipline, préférant l'activité d'un fouet temporaire à celle plus cuisante des flammes éternelles ; ils espèrent gagner quelque chose au marché, ce qui, du reste, n'est pas certain, tout en étant probable.

Cependant la plupart de ceux qui s'étaient réfugiés aux premiers coups de canon dans la chapelle de l'arthritisme commencèrent à trouver ce séjour fastidieux. On n'y vivait pas bien ; il y avait quelques disputes, aussi quelques épines. Bientôt un certain nombre, plus durement piqués, se mirent à jeter des cris. C'est que l'arthritisme commandant jusqu'alors à des troupes peu guerrières se mêlait d'enrôler, et cela sans crier gare, la goutte, le rhumatisme, la colique hépatique et même la néphrétique — *horresco referens !* — il fallait au plus vite arrêter cette malencontreuse invasion et, sacrifiant l'agréable à l'utile, tous ces intoxiqués s'irriguèrent. On but de l'eau, on en but beaucoup, on noya ce qu'on ne put évacuer, on obtint une paix relative. En somme, les cris des plus atteints furent considérés par les autres comme les manifestations d'une mauvaise humeur excessive. Les surprises de l'arthritisme gardèrent aux yeux du public un caractère exceptionnel. On admit la nécessité de jeter par-dessus bord quelques victimes et la majorité, ne sentant rien ou peu, plaignit les mécontents et se déclara satisfaite. L'arthritisme conserva sa clientèle. Les adeptes s'endormaient dans la sécurité. Ils lui pardonnaient ses méfaits comme on pardonne à un chien de garde vigoureux et fidèle d'avoir parfois la dent hargneuse. Si ce n'était pas tout à fait un ami, c'était un compagnon sérieux, soutenant la maturité, prolongeant la décadence et retardant, pour ceux qui aiment à vivre, la nécessité pénible de la mort.

III

On en était là quand ce siècle naquit. Dans les salons, parlant en termes distingués de leur cheveux rares, de leurs jointures craquantes, de leur naissante obésité, les quadragénaires disaient sur le ton d'une insoucieuse camaraderie : « Eh oui, c'est mon vieil arthritisme !... » Lucrèce l'écrivit il y a deux mille ans : « Il est si doux de contempler du haut d'un rocher (sur lequel même on serait mal assis) des barques désemparées luttant contre la tempête. » Ainsi, du haut de l'arthritisme, rocher pointu mais solide, les privilégiés regardaient sous leurs pieds passer la misère des autres. Et sans en être heureux, car cela supposerait une méchanceté qu'ils n'ont point, ils se sentaient rassurés pour eux-mêmes.

Et c'était bien.

Hélas ! il n'est point de certitude humaine. Un cri funeste troubla la quiétude. L'arthritisme ! mais c'est la route impitoyable qui nous conduit à l'artério-sclérose ! Découverte fâcheuse et combien inutile ! à quoi sert-il de connaître le nom de ses ennemis et de savoir qu'ils sont nombreux ! L'émotion fut considérable. Car l'homme accepte la douleur à la condition de faire la nique à la mort. La goutte, le rhumatisme, les diverses coliques, parfait... Ça fait souffrir, ça ne tue pas, au moins du premier coup et on a le temps de voir venir. Mais l'artério-sclérose, l'ennemie insidieuse qui frôle, qui glisse, serpent de l'ombre noire, la lave exaspérée dans les flancs d'un Vésuve, l'éruption soudaine et fatale... c'en était trop. L'humanité traquée leva les yeux comme un enfant sans mère, et décidée à abandonner un toit devenu branlant, implora un nouvel asile... Une théorie toute prête le lui fournit immédiatement, bien meilleur que l'ancien et garanti pour vingt ans tout au moins. Faites de « l'hygiène préventive » dit la science invoquée. Et l'humanité régima.

Et ce fut encore bien.

Les gens du monde, les premiers, s'y soumirent. Et comme au fond, malgré les criailleries et les bêlements du troupeau, ce sont eux seuls qui font la mode, les régimes acceptés franchirent les portes ouvertes des salles à manger, leurs sanctuaires. Ils se répandirent d'abord dans les hôtels, de là gagnèrent la bourgeoisie imitatrice et ils sont en train d'asservir le peuple. Dès le début, ils se conduisirent en conquérants, et les effets de leur intervention ne

se sont pas fait attendre. Ces Huns du vingtième
siècle ont déjà tout démoli, les mœurs, les estomacs
et la vieille réputation de la cuisine française. « Le
vin, poison national », clama la voix d'un prophète.
Le vin fut condamné, après l'alcool qui l'était déjà
et le méritait bien. Vint le tour de la viande, puis
celui des légumes, puis celui du pain frais. Il ne
resta plus rien, que du macaroni. On en mangea
beaucoup, en Suisse principalement. L'entéro-colite
affamée recula et, avec elle, l'arthritisme, son père,
bouc propitiatoire enfin chargé des péchés d'Israël.

IV

C'EST un homme de cinquante ans à peu près, qui jusqu'alors se porta bien. Cependant, depuis quelque temps, il mène une vie un peu troublée. Les rouages commencent à grincer. Sans être très marqué, ce bruit-là est tout de même inquiétant. Le peigne matutinal ramène des cheveux chaque jour plus nombreux, comme un râteau promené dans du gazon. Les hémorroïdes, naguère accidentelles, prennent l'air à chaque visite au temple des déchets. Ne sont-ce point des varices, ces sinuosités bleuâtres qui se dessinent aux jambes? Et ces lourdeurs de tête, et cet essoufflement, ces crampes, ces fourmillements, l'agitation de la nuit, la somnolence du jour? Si ce n'est pas encore la sénilité, serait-ce déjà son approche? Il faut le savoir et le quinquagénaire va trouver son médecin, se délectant d'avance aux mots de réconfort qu'il ne va pas manquer d'entendre.

Eh bien, non ! L'optimisme de naguère n'est plus la règle de saison. La parole pontificale tombe, à demi-rassurante, à demi-réservée.

— Vous êtes arthritique, tout simplement, mon cher. Ce n'est pas grave, mais il faut jeter du lest !

Du lest ! Mais le postulant ne demande qu'à en jeter, surtout si cela ne lui coûte rien. Et il va en jeter, et pour commencer l'ère des sacrifices, il rentre à pied chez lui. Fermement résolu à brûler ses faux dieux, il songe, tout en marchant à la vie de renonciation et d'efforts vers le bien qui, désormais, sera la sienne. Les dispositions d'esprit assez maussades, dans lesquelles il se trouve, s'impriment malgré lui sur sa physionomie ; et son entourage, habitué à plus de bonne humeur, ne tarde pas à s'en apercevoir. A une demande timide d'explication, la réponse ne se fait pas attendre. Elle tranche, nette et vibrante, comme un son de cloche dans du silence.

— C'est vrai ; je ne me sentais pas bien depuis quelque temps et le médecin vient d'en découvrir la cause. Je suis fortement arthritique.

La mère de famille accueille la confidence avec un pénible étonnement. Mais cette courte émotion passée, le bon sens féminin se réveille aussitôt.

— Pourtant tu n'as jamais eu de douleurs, mon ami.

— Il paraît que cela ne signifie rien.

Et, en effet, cela ne signifie rien ou du moins pas grand chose. Le mot arthritique est mal fait, voilà tout. Le rhumatisme et la goutte signent nettement l'arthritisme. Mais ils sont loin de le constituer à eux tout seuls. Ce qu'il faut bien savoir et ne pas oublier, c'est que l'arthritisme n'est jamais qu'une maladie en route. Dès qu'il est arrivé, il prend un autre nom en prenant d'autres formes. Le rhumatisme et la goutte comptent parmi ces formes-là.

Quoi qu'il en soit, le malade montre son ordonnance. Elle est formidable et précise.

Ni alcool, ni vin, ni tabac. — Ni sauces, ni épices. Peu ou pas de viandes. — Tous les poissons sont défendus. — Pas de fromages avancés ; pas de pâtisseries et de fruits acides : tels que, poires, pommes, pêches, fraises ou raisins. Les bananes sont permises et les tomates recommandées. — Potages maigres et pâtes à volonté. — Interdiction absolue du café.

— Comme boisson, du thé très léger ou une eau de table non gazeuse.

Tous les matins au lever, douche tiède de deux minutes et friction au gant de crin. S'habiller légèrement et faire un tour au bois — au moins quatre kilomètres — d'un pas régulier et sans essoufflement. Au retour, douche tiède et massage. Après déjeuner, une heure de promenade. A 4 heures, thé léger, gâteaux secs et amandes. Au dîner, potage maigre, un œuf frais, des figues sèches et eau à volonté. Coucher à 9 heures. Lever à 6.

N.-B. — Dans l'intervalle, on consacrera une

demi-heure ou une heure, si possible, à la pratique du sport que l'on sentira le plus en harmonie avec ses habitudes.

Cette ordonnance, ai-je dit, est formidable et précise. J'ajoute, elle est mauvaise. Sous son apparente netteté, elle est vague. Sous son apparente inflexibilité, elle laisse la porte ouverte à toutes les concessions. De plus, elle institue chez un sédentaire des exercices mal définis et insuffisamment étudiés. En regard de cette erreur, elle en commet une autre, celle d'instituer d'emblée une restriction alimentaire beaucoup trop grande. Sous prétexte de ramener à l'équilibre la balance physiologique, elle va d'abord l'affoler et ensuite la faire pencher dans le sens opposé. Il y avait trop de recettes et pas assez de dépenses. Il va y avoir trop de dépenses et pas assez de recettes. Nous verrons plus loin pourquoi il ne faut toucher aux habitudes que d'une main très légère ; ne modifier l'alimentation qu'à bon escient et pas à pas ; et surtout, dès que l'on a recours à la cure d'exercice, entourer les débuts de cette cure d'une surveillance minutieuse.

D'ailleurs le malade ne tarde pas à observer lui-même les fâcheux effets du traitement. Il perd son embonpoint ; il perd aussi ses forces. C'est en vain que le médecin fait appel aux agents médicamenteux les plus divers, en varie la forme et la dose. Aucune amélioration ne survient ; au contraire. Et le malade (je me sers de ce mot parce qu'il n'en existe pas d'autre : mais, en somme, il s'agit toujours d'un semi bien portant), et le malade, inquiet de sa dépression persistante, se décide à tenter sa régénération par l'emploi rationnel de la culture physique.

Rationnel : le mot y est, mais pas la chose. L'idée en soi n'est pas mauvaise ; elle est même excellente. Entre les mains d'hommes expérimentés et prudents, la méthode, aujourd'hui à peu près codifiée, fournit de très beaux résultats. Et pour ma part je lui reconnais une telle valeur que j'en ferai plus loin non seulement le palladium de l'arthritisme confirmé, mais encore la lance et le bouclier de l'arthritisme en marche. Seulement, tout est dans la manière. Et, neuf fois sur dix, nous allons retrouver ici, au lieu de la progressivité et du rythme, la brusquerie et l'incohérence.

Alléché par des promesses flatteuses des prospectus et des enseignes, obéissant aux conseils des uns et des autres et à ses propres suggestions, le malade se précipite chez le metteur en scène le plus réputé du moment. Et là, il apprend d'un seul coup un tas de choses qu'il ignorait encore. Au cadran du sphygmomètre, il lit : hypertension... A celui du dynamomètre, il lit : insuffisance. Tous les appareils de mensuration consultés lui assignent des coefficients déplorables. On lui fait remarquer

les sinuosités alarmantes que la temporale décrit
sur ses tempes ; les veinosités bleuâtres qui marquent le trajet des saphènes ; le mauvais état de sa
peau, la flaccidité de ses muscles. On fait bour-
donner ses oreilles et craquer ses jointures ; et
finalement on lui dit : Il est grand temps d'in-
tervenir.

Le résultat de l'intervention ne se fait pas attendre. L'entraîné achève de maigrir ; mais comme
tous les coefficients se relèvent un peu, il est satisfait ; il exulte. Chez lui, tout est bon pour exercer le culte de la nouvelle idole : chaises enlevées,
meubles soupesés, coups de poings lancés au vide,
représentant à lui seul une armée d'adversaires.
Dans la rue, pas un passant qui ne soit pesé d'un
coup d'œil : trop grand, trop petit, trop chenu ou
trop chauve. Au cercle, les amis, anxieusement in-
terrogés sur tout ce qu'ils éprouvent, fournissent
des points de comparaison devenus avantageux.
Les meilleurs raisonnements persécutent les réfrac-
taires. A son propre éloge, à l'étalage de ses apti-
tudes insoupçonnées, l'entraîné joint celui de son
médecin ou de son professeur. « Allez donc le voir,
mon cher, vous verrez ce qu'il vous dira. » Et tous
ceux qui ne sont pas touchés par ses avances, sont
vite catalogués dans la section des incurables :
« Le pauvre X..., bon garçon, mais qui n'en a pas
pour longtemps ».

On pourrait croire cette exaltation exceptionnelle. Il n'en est rien. Je sais des professeurs de Faculté qui, jadis, furent des contempteurs ; ils ont aujourd'hui sur leur bureau de petites haltères ; et de temps à autre, empoignant ces talismans de longévité, ils détendent leurs muscles bien étonnés.

Cependant, l'entraîné ayant fini de consommer sa graisse de rembourrage, consomme maintenant sa graisse de réserve. Hâtivement jetée au travers d'un filtre rénal qui ne peut faire face au surcroît de travail brusquement imposé, cette graisse incomplètement oxydée, adultère à fond les tissus au travers desquels le sang la véhicule. Certains jours, apparaissent les premiers signes de l'insuffisance urinaire : albuminurie légère ; œdème léger des malléoles. Si l'on ausculte le cœur, on constate à la pointe un souffle intermittent et doux : les soupapes commencent à fuir. Si l'on examine la peau, il n'est pas rare d'y observer des éruptions diverses ; parfois certains territoires sont le siège de prurits désagréables et rebelles. Cela se comprend. La peau cherche à dériver le grand courant engouffré vers le rein et qui ne peut passer par les vannes trop étroites.

Ce ne sont encore que des incidents ; ils deviendront des accidents si l'on s'entête. Car ils marquent que la limite de résistance est atteinte et qu'il ne faut pas tendre à l'excès les ressorts usuels de la vie.

Et cependant, je le répète, le salut est dans l'exercice, à la seule condition de ne vouloir faire ni trop grand, ni trop vite. Ceux qui viennent sur le tard à la culture physique perdent de vue leur but immédiat. Ils s'imaginent avoir gâché leur vie et n'ont plus qu'un désir : rattraper le temps perdu. Dans une vision rapide, ils aperçoivent les robustes silhouettes de ces athlètes qui plastronnent aux devantures des kiosques et vantent, par l'excellence de leur anatomie, les méthodes dont ils sont les nourrissons solides. Celui qui veut imiter leur exemple se demande avec angoisse, si jamais la culture physique, quelle que soit son obstination, pourra le rendre semblable à eux. Il se presse, il se hâte : le temps court avec lui ; il faut le devancer. D'où cet engouement des quadragénaires pour des exercices que, jusqu'alors, ils n'ont pas pratiqués ; qui ne sont pas le moins du monde en harmonie avec leurs moyens, et dont l'emploi mal dosé ne peut que hâter leur déchéance, en remplaçant la lente usure vitale, par l'usure accélérée du surmenage. En ne confondant pas la poursuite d'un athlétisme illusoire et dangereux avec la recherche d'une vigueur réelle et bien assise, les adultes arthritiques verront revenir à eux non seulement une autre santé, mais encore une autre jeunesse.

V

Nous sommes comparables à des maisons d'argile que les vents ordinaires fatiguent sans les abattre, mais que les cyclones démolissent. Les maladies sont nos cyclones à nous. On ne répare jamais complètement les désastres qu'elles ont causés. Or, l'arthritisme est fertile en cyclones de ce genre. C'est un ciel tellement assombri que si l'orage menaçant n'éclate pas, la persistance du mauvais temps finit par user la maison. On voit d'ici le malentendu. L'arthritique paie-t-il d'un prix considérable une garantie illusoire? Faut-il au contraire le rechercher. En un mot, est-il un danger, — est-il un avantage, — est-il un pis aller?

Et d'abord, qu'est-ce, au juste, que l'arthritisme?

Le mot est trop compréhensif pour être précis. A moins d'en énumérer les symptômes, l'état qu'il désigne ne se définit pas aisément. Parler du ralentissement de la nutrition n'est qu'indiquer une de ses causes. Déterminer par l'analyse le stade auquel s'arrêtent les oxydations est trop schématique pour être utilisable, en admettant que le dosage des résidus nous apprenne quelque chose.

La conception vulgaire est plus simple et probablement plus juste. L'arthritisme évolue sur un terrain acide, c'est-à-dire fort, tandis que le lymphatisme évolue sur un terrain alcalin, c'est-à-dire faible. Or, le lymphatisme n'est guère qu'une prétuberculose, une tuberculose larvée, une de ces tuberculoses en puissance qui, la plupart du temps, n'aboutissent pas. Et en cela, Pidoux me semble avoir raison contre ses contempteurs. Si ceux-ci prétendent seulement qu'il existe un terrain neutre entre l'acidité arthritique et l'alcalinité lymphatique ; que sur ce terrain, au hasard des circonstances, des pénétrations, de ce que les anciens appelaient *circumfusa*, évoluent ensemble pour les préciser, dans un sens ou dans l'autre, tantôt la prédisposition arthritique, tantôt la prédisposition tuberculeuse, cette opinion est acceptable. Sans être vérifiable, sans doute, par des expériences de laboratoire et des analyses chimiques nécessairement faillibles, et sans généralisation possible comme toutes celles qui sont faites sur des tissus vivants, cette conception se vérifie tous les jours en clinique et le médecin averti ne s'y trompe pas. Il sait, à des signes certains, que telle constitution se dirige vers le petit ou le grand arthritisme, comme telle autre vers la petite ou vers la grande tuberculose. Et si cela n'est pas clair pour ceux qui veulent, en le classifiant à outrance, coucher l'art médical sur un lit de Procuste, cela l'est certainement pour le praticien de chaque jour qui s'efforce de consoler et de guérir sans asservir ses méthodes et son but à l'inutilité des hypothèses fugitives, fragiles comme les bulles de savon qu'elles imitent. L'avenir dira peut-être où est la vérité. Et encore? Nos sujets d'expérience auront disparu avec nous et on est en droit de récuser d'avance la mystérieuse pathologie de nos arrière-neveux.

Vraisemblablement, il fut de tous les temps. L'état est ancien : le nom seul est moderne. Cependant, de nos jours, cet état a pris un développement qu'explique un genre de vie résultant d'une civilisation avancée. Tous les excès le favorisent, mais l'usage seul l'engendre bien souvent. C'est une question de « tempérament », de prédisposition naturelle. Nos arrière-parents vécurent comme ils voulurent, tantôt bien, tantôt mal. Nous portons donc le poids d'une lourde hérédité et la moindre feuille de rose posée sur la coupe déjà pleine suffit à la faire déborder. Et la plupart du temps, ce que nous y posons sans vergogne, ce ne sont pas des feuilles de rose, mais de beaux et bons abus de toutes les jouissances de la vie. Autre chose encore et plus redoutable. Un névropathe de grande expérience écrivit un jour ceci :

« Dix ans d'excès génitaux, dix ans d'excès de boisson, dix ans d'excès de tout ce que l'on voudra démolissent moins un homme de 40 ans qu'une heure d'angoisse morale. »

C'est probablement vrai. Cette angoisse morale est bien le cyclone dévastateur dont nous parlions tout à l'heure. L'homme résistait, sur le seuil de l'usure, mais ne la sentant pas et ne le sachant pas. Survient la rafale. Tout tremble et tout s'éclaire. Les organes de la vie végétative, déjà à la limite de leur surmenage, tout à coup inhibés, cessent de fonctionner. Et si, par la suite, leur activité interrompue reprend, ce ne sera plus jamais la belle activité des journées d'euphorie, ce sera le travail lent et saccadé d'une machine décalée. Immédiatement l'homme, ou plutôt le malade, car il l'est désormais, sent peser sur lui le poids des anciennes fautes qu'il croyait oubliées. Et il lui suffit d'ouvrir les yeux pour mesurer aux craquelures de la façade, l'altération des profondeurs.

Travailler à se faire un épiderme de bronze, équilibrer ses diverses fatigues ; se délasser des unes par les autres ; faire succéder les exercices du corps à ceux de la pensée, est la première loi d'une hygiène individuelle bien comprise. Tous ceux qu'un bruit fait sursauter, qui hésitent nerveusement sur l'obstacle imprévu, devraient se retirer loin des excitations d'une vie trépidante, en raison de leur excessive impressionnabilité et des perceptions douloureuses que chaque pas en avant leur procure. Car ils portent déjà en eux, plus menaçantes qu'ils ne le croient, toutes les causes de destruction que l'arthritisme lentement a installées chez eux.

VI

O<small>N</small> conçoit, d'après cette ébauche, que l'arthritisme soit surtout l'apanage fâcheux des
classes sociales les plus hautes. Il est la rançon
du luxe, de la fortune et du plaisir. Il s'assied rarement à la table du pauvre, ne se couche point dans
son lit, ne marche point dans ses sabots. C'est la
maladie des maîtres, *morbus dominorum* disait Sué-
tone, il y a bien longtemps. Si on le rencontre dans
les classes inférieures, ce n'est guère que chez les
sommeliers, les valets de chambre, les cochers. Et
quand on parle d'excès alimentaires, il ne faut point
considérer la quantité, mais surtout la qualité des
aliments ingérés.

> A force de ragoûts et de mets succulents,
> Il creuse son tombeau lui-même avec ses dents.

Bien que les apparences y prêtent quelquefois,
il serait injuste de croire que notre élite sociale
est toute entière composée de snobs occupés à
poursuivre, sans grande dépense de cœur et d'esprit, de fastidieux mirages, et uniquement asservis

à l'esclavage du paraître. Cependant, pour les gens du monde, la recherche de l'esthétisme a plus d'intérêt que celle du pain quotidien. Et comme nos maux, pour la plupart, ont surtout l'importance que nous leur attachons, la mise en péril de cet esthétisme est pour eux un tourment véritable. Cette pointe légère d'eczéma, cet imperceptible érythème, cette couperose insignifiante, mais néanmoins véritable, en se posant sur le visage d'une jeune et jolie femme, jette dans la quiétude de son âme un peu frêle un désarroi hors de proportion avec la gravité de l'atteinte. Cette tache à sa beauté, insignifiante pour tant d'autres, va devenir le cauchemar de ses jours et de ses nuits. Elle ne vivra que pour y penser. Aucun sacrifice ne lui coûtera pour en avoir raison. Les plus étranges conseils seront écoutés ; les médications les plus audacieuses seront tentées. Et si un succès rapide ne vient la consoler, le nervosisme toujours latent va se déclancher avec tous ses orages et faire de l'insouciante d'hier la désemparée d'aujourd'hui. C'est là une de ces angoisses morales dont l'explosion peut être le point de départ d'un véritable effondrement physiologique. Au début, l'art apportera un secours efficace : fards et poudres auront vite fait de recouvrir le mal. Mais bientôt elle se rendra compte que le moindre excès alimentaire, un dîner trop copieux ou trop long, un effort de rire un peu prolongé rendent inutiles les précautions. Alors, plus de spontanéité, mais une contrainte de tous les instants et comme une sorte de tristesse voilant les actes les plus simples d'une existence mondaine à jamais empoisonnée.

Chez cette autre, l'arthritisme, protéiforme et sournois, a choisi un autre champ d'action. C'est l'estomac qui se plaint : digestions ralenties et pénibles, insuffisance motrice qu'accompagnent des éructations, conflits continuels entre les liquides et les gaz brassés dans cette cavité close. Tant que les troubles fonctionnels ne se traduisaient que par des rumeurs sourdes, ces rumeurs, grâce aux précautions prises, pouvaient rester confidentielles. Autant en emportait le vent. Mais un beau jour, ces mêmes rumeurs, jusque-là domestiques, se révoltant contre la contrainte, manifestent en public leur exaspération par de disgracieux et bruyants borborygmes. Même effet que précédemment, même désarroi, mêmes cauchemars.

Car il ne faut jamais mesurer la gravité d'un fait médical à sa signature extérieure. L'homme, être nerveux par excellence, admet et subit toutes les répercussions. Tel, qui sans se plaindre, supporte un coup d'épée, crie pour un coup d'épingle. Et ici, le premier résultat de ces inquiétudes et de ces angoisses morales, dont le point de départ apparaît si léger, est d'occasionner par l'état de spasme con-

tinuel dans lequel va se trouver l'estomac, une
inertie digestive véritablement funeste. Le cercle
vicieux se referme de lui-même : atteinte légère,
obsession, contracture, fermentation, empoisonnement ; la peau prise comme émonctoire de cet
empoisonnement et quelques bulles d'herpès chan-
gées en odieux eczéma.

Les arthritiques, gens du monde, connaissent
ainsi bien des petits malheurs qui, peu sérieux en
soi, deviennent cependant de plus en plus agressifs
et de plus en plus obsédants. Ajoutons à cela que
de redoutables orages se mêlent souvent de les
compliquer, apportant avec eux une gravité réelle
et superposant un danger à une gêne.

Sans insister maintenant sur ces divers états,
sans en rechercher les causes, sans en décrire les
signes, je dirai que l'arthritisme, celui que j'envi-
sage, le soi-disant ami dont on vante les manières
protectrices et courtoises, ne tarde point à compromettre sa bonne réputation. L'ami se transforme en ennemi. De simple désagrément, il devient
maladie. Son audace et sa méchanceté croissant
tous les jours, il en arrive à menacer dans ses fon-
dations la place qu'il prétendait défendre. Avant
même d'atteindre le stade incurable des diverses
scléroses, il produit, ne l'oublions pas, des désordres
difficiles à réparer ; et si aucun effort n'intervient
pour enrayer sa marche progressive, il conduit ceux

qu'il frappe au vieillissement prématuré et à la déchéance.

« L'arthritisme, à proprement parler, dit Roeser, ne peut pas être considéré comme une cause, mais plutôt comme une forme de la vieillesse. » Présentant des lésions et des symptômes qui se confondent rapidement avec elle, il précipite l'apparition de ses phénomènes propres et présente toujours quelques-uns de ses stigmates. En d'autres termes, à quelque heure de sa vie qu'on le regarde, l'arthritique, s'il n'est pas un vieillard, est toujours un vieilli. On peut dire de lui qu'il est la vieillesse même, par suite de l'altération de tous les tissus, du ralentissement ou de la viciation des processus vitaux les plus essentiels et finalement de la mort qu'il accélère.

Ainsi, mal connu dans son essence, mal compris dans ses causes, mal combattu dans ses effets, l'arthritisme a pris peu à peu une place prépondérante parmi les misères de l'époque. Considéré d'abord comme un hôte encombrant mais utile, ce qui n'est ni absolument vrai, ni absolument faux, on s'aperçoit seulement de nos jours qu'il pourrait bien être le *monstrum horrendum* renfermant dans ses flancs toutes les menaces de l'avenir. Chaque jour, de nombreuses lances sont rompues contre lui. On en rompra beaucoup encore. L'humanité eut de tout temps ses dieux, ses héros, ses chevaux de bataille, aussi ses « idéals ». Tout cela s'explique en somme très bien par la marche des choses. Chaque époque, visant à des buts différents, avec des moyens qui ne sont jamais les mêmes, voit se dresser sur son horizon des adversaires nouveaux, porteurs d'armes nouvelles qu'il faut écarter ou combattre. Sans vouloir dramatiser la situation ou la peindre en traits trop précis, je crois que la constitution médicale de notre temps doit ressembler beaucoup à ce qu'elle était il y a dix-huit siècles, au temps de la paix romaine. Là aussi, dans cette aristocratie fortunée, élégamment vicieuse, proprement raffinée, dominatrice et nullement fatiguée comme les exégètes chrétiens ont mis tous leurs soins à le faire croire, la maladie des maîtres fut et resta longtemps la maladie souveraine. Il n'y a qu'à lire Galien et Celse pour s'en convaincre. Aujourd'hui, nous repassons à peu près par de semblables chemins. Notre élite, elle aussi, est puissante. D'autant plus puissante que sa souveraineté ne s'appuie ni sur la crainte, ni sur des privilèges, ni sur cette sorte de consécration un peu mystique que les rois de jadis laissaient tomber du haut de leur prestige. Elle repose uniquement sur une force qui lui appartient bien en propre : celle de l'argent. De plus, contrairement aux autres aristocraties, ses devancières dont le sang bleu allait en s'épuisant lui-même, elle se recrute incessamment par l'apport d'énergies nouvelles venues de ceux qui montent. Force d'argent, force d'intelligence, elle connaît la double misère que cette double royauté traîne toujours avec elle. Trop penser et trop jouir sont les facteurs certains de deux modes de déchéance les plus élevés et les mieux portés du siècle : la neurasthénie et l'arthritisme, enfants certains d'une seule mère dont le nom est la vie.

Pour retrouver d'un élan les sources de la santé et de la bonne humeur, faut-il donc retourner à l'état de nature et vivre en fille de ferme ou en pauvre d'esprit? Mais non. Il existe de plus simples moyens et il n'est pas besoin d'un tel bouleversement.

PREMIÈRE PARTIE

GENÈSE ET CONSÉQUENCES

———

I

IL est malaisé d'expliquer en quelques mots la pathogénie de l'arthritisme. Les révélations de cette nature, utiles dans un traité didactique, le sont moins dans un ouvrage du genre de celui-ci. Toutefois, comme elles sont indispensables pour faire comprendre la raison d'être et le but de certains traitements, je ne puis les passer entièrement sous silence.

Est ou deviendra arthritique toute personne dont la balance physiologique est mal établie, c'est-à-dire se solde par un excès d'entrées sur les sorties ou, si on le préfère, par un excès de recettes sur les dépenses. A première vue, il semble y avoir là une bonne économie, une sage mise en réserve

de forces prêtes à servir. N'en croyons rien. L'arthritisme est le gérant le plus mauvais qui soit.
Tout à fait au début, pendant la courte période où
le jeu des suppléances, dans un organisme encore
vigoureux, arrive à consommer les matériaux su-
perflus, il existe bien une sorte de surexcitation,
une sensation de vie large et pleine qu'accompagne
l'apparence d'une euphorie véritable. L'arthritique
jeune porte un visage heureux, parle d'une voix
sonore, émet des gestes larges et donne l'impression
de quelqu'un qui va faire du bruit dans le monde.
C'est un feu de paille ; ça ne dure pas. La soi-
disant économie ouvre la porte à l'encombrement,
lequel se fait surcharge. De tous côtés des barri-
cades se dressent devant la vie qu'elles gênent.
De là au stade d'intoxication, il n'y a qu'un pas
vite franchi. Cette progression est fatale et lorsqu'aucune tentative sérieuse n'est faite pour l'enrayer, elle est malheureusement assez rapide. Voici,
en quelques mots, comment elle s'établit :

L'importance des fonctions du foie nous donne
le droit de le considérer comme un réduit central,
à la fois usine et place forte. L'usine, vaste et active,
reçoit les matériaux de nutrition déjà dégrossis,
transformés par leur passage à travers les premières
voies d'absorption. Elle continue l'élaboration commencée ; elle l'achève à peu près complètement
et rend ce qu'elle a reçu sous forme de matériaux

directement assimilables et propres à l'entretien de la vie cellulaire. Une comparaison un peu schématique fera mieux comprendre ce simple mécanisme.

Dans une aciérie, le minerai de fer est d'abord jeté au haut-fourneau qui le transforme en fonte. Rôle des dents, des glandes salivaires, de l'estomac.

Cette fonte va au convertisseur qui la transforme directement en acier. Rôle de l'intestin, de ses glandes annexes.

Il s'agit maintenant d'usiner cet acier, d'en faire des rails, des poutres, des roues de wagons. C'est le foie qui s'en charge.

De même que l'usine métallurgique livre à l'industrie les objets fabriqués dont elle a besoin, l'usine organique livre à la cellule, sous une forme convenable, les éléments nécessaires à sa vie.

Grande usine de l'économie, le foie en est aussi la place forte. Il est à la fois son fournisseur et son gardien. En d'autres termes, un rôle antitoxique complète son rôle trophique. Il arrête au passage les matériaux élémentaires insuffisamment préparés ou dangereux que l'intestin laisse passer par malfaçon ou par erreur. Non content de les arrêter, il les détruit sur place, à condition, bien entendu, qu'ils ne soient ni trop abondants ni trop toxiques.

Or, dans l'arthritisme, même dans l'arthritisme du début, dénué de complications apparentes, ces

4

deux importantes fonctions sont toujours dévoyées. Le foie reçoit une trop grande quantité de matériaux et ne peut ni mener à bien leur triage, ni parachever leur élaboration. La cellule, à son tour, recevant un charbon de mauvaise qualité, ne peut le brûler entièrement. Ce qui n'est point utilisé s'accumule un peu partout, au hasard des places libres. Voilà l'encombrement.

La réaction est générale et un cercle vicieux s'établit. En effet, la cellule nerveuse, mal nourrie, comme toutes les autres, perd une grande partie de sa puissance et de son activité. Le système nerveux central commande mal. Dans les cavités closes de l'estomac et de l'intestin, le brassage alimentaire, condition indispensable d'une bonne élaboration, s'accomplit insuffisamment, sous le paristaltisme affaibli d'un muscle sans énergie. Les aliments stagnent, comme des wagons égarés sur une voie de garage. Ils fermentent, ils se putréfient plus ou moins, avant même d'avoir franchi les défilés du pylore. Le foie les voit venir à l'état de ptomaines, c'est-à-dire de poisons. Il en détruit ce qu'il peut ; il laisse passer le reste. Voilà l'intoxication.

Mais il s'agit là d'une intoxication de cause extérieure : ce qu'on a nommé l'hétéro-intoxication. En fort peu de temps, l'auto-intoxication, encore plus dangereuse, se surajoute à elle. Pour bien saisir le mécanisme de cette dernière il faut prendre un exemple et je choisis celui du muscle, car c'est au niveau du muscle que les oxydations terminales sont le plus actives.

Le muscle se nourrit et travaille. Il a donc besoin d'une double ration : une ration d'entretien qui lui est fournie sous forme d'albuminoïdes; une ration de travail qui lui est fournie sous forme de glycogène. Albuminoïdes et glycogène, mal préparés, mal présentés, ne sont utilisés qu'en partie. Le glycogène laisse comme résidu des graisses que l'économie emmagasine jusqu'à saturation (origine de l'obésité). Les albuminoïdes non consommés fournissent comme sous-produits d'une oxydation insuffisante qui pourrait et devrait aller jusqu'à l'acide carbonique, des acides bien plus élevés dans la série, comme l'acide oxalique et l'acide lactique. Le premier, vulgairement sel d'oseille, est à l'état libre un poison des plus dangereux. Le second, mêlé à des déchets de désagrégation, est l'acide de la fatigue. C'est lui qui produit cette sensation d'endolorissement, cette courbature bien connue que les gens travaillant par saccades éprouvent dans la totalité de leurs masses musculaires. Elle est d'ailleurs suffisamment pénible pour que l'arthritique en veine d'exercice, y renonce d'emblée à son premier effort.

Tel est, réduit à ses termes essentiels, le méca-

nisme de la double intoxication subie par l'organisme. Sans parler de l'impuissance motrice déjà
signalée pour l'estomac et l'intestin, des phénomènes
d'ordre mécanique viennent aussitôt la compliquer.

Comme les autres tissus, le tissu propre du cœur,
aussi maltraité qu'eux, reçoit un mauvais charbon.
L'organe infatigable se fatigue. Il se contracte avec
moins de vigueur et la pression sanguine baisse
dans les artères. En regard de l'hypotension artérielle se place l'hypertension veineuse. En effet,
le sang chemine dans les veines en vertu de ce qu'on
nomme la *vis a tergo*, poussée que la colonne des-
cendante transmet à la colonne montante. Si la
poussée sur cette colonne montante est insuffisante pour vaincre son poids ou le dépasse à peine,
la circulation en retour se fait avec lenteur. Les
capillaires s'engorgent ; le lacis des veines superfi-
cielles s'engorge parallèlement : d'où leur dilata-
tion ; apparition des varices, des hémorroïdes ; in-
filtrations de l'espace sous-dermique ; œdèmes,
exsudations au niveau de la peau, dernier émonctoire disponible ; couperose, érythèmes, éruptions
diverses, eczémas.

Enfin, le cerveau ne joue pas que le rôle d'un
régisseur. Il est l'intermédiaire de la pensée, s'il
n'en est pas plus simplement le générateur. Quelle
que soit l'opinion adoptée, cause ou condition, la

pensée, secrétée ou transmise, est moins vigoureuse et moins nette. L'arthritisme conduit directement à la neurasthénie, et le terme de neuro-arthritisme, très en vogue aujourd'hui, qualifie convenablement cet état.

En cours de route, toutes ces considérations s'offriront à nous sous des formes nouvelles et pour le moment il est inutile de pousser plus loin cette analyse. On voit déjà avec une netteté suffisante quel pauvre voyageur est l'arthritique sur la grande route de la vie. A peine capable de se défendre contre les germes de déchéance qu'il emporte avec lui, comment pourrait-il résister aux orages s'il a la mauvaise chance d'en rencontrer? Combattant médiocrement armé, avant d'être obèse, goutteux, ou diabétique, il est déjà un intoxiqué, toujours fatigable et souvent fatigué. Lui-même le sait et se rend compte, au moindre effort, du peu de forces vraies dont il dispose.

II

CET ensemble complexe n'offre au début ni signes
ni symptômes ; au moins de ceux que le malade perçoit lui-même avec une netteté suffisante
pour éveiller son attention et exciter son inquiétude. C'est là d'ailleurs, dans le fait de cheminer
ainsi sous terre et en silence que réside son plus
gros danger. Le médecin lui-même peut ne pas y
penser toujours, car l'état synthétique que l'arthritisme représente est loin de se déterminer,
même pour des yeux prévenus, par des lois invariables dans un cadre inflexible. S'il en était ainsi,
l'anatomie et la physiologie pathologiques lui cons-
titueraient sans tarder un solide piédestal. On ne
serait point obligé de le définir par ses caractères.
Le mot habillerait mieux la chose et, aussi bien
dans la bouche des médecins que dans celle des
gens du monde, ce mot ne servirait point à désigner
les états morbides les plus divers. Le seul lien véritable qui unisse entre elles les différentes manifestations de l'arthritisme est *l'acidité humorale*.

Cette donnée une fois admise, la diathèse évolue plus ou moins nettement vers un de ses types habituels. Son évolution diffère avec les hérédités, les tempéraments, les caractères — car l'influence du moral sur le physique demeure une vérité d'expérience — elle diffère surtout avec le milieu, les circonstances, le genre de vie, le mode d'alimentation adopté ou subi. Ces deux dernières causes, prépondérantes dans la genèse de l'arthritisme, nous expliquent pourquoi la caste, à tant d'autres égards privilégiée, des gens du monde fournit à son armée le plus fort contingent ; pourquoi ce sont eux qui, réalisant le mieux ses conditions préférées, livrent des victimes de choix au nouveau Minotaure. Or, quelle que soit l'orientation du chemin parcouru, qu'il aboutisse au diabète, à l'obésité, à la goutte ; qu'il reste simplement confiné dans l'arthritisme en menace d'explosion mais non explosé encore, l'homme du monde arthritique se dirige vers une fin nécessaire — aussi pénible que nécessaire — le *vieillissement prématuré*.

Le vieillissement n'est pas la vieillesse. Celle-ci s'étend lentement sur l'organisme entier ; celui-là accable certains organes, frappe certains systèmes, en diminue la vitalité, en restreint les fonctions et par cela même que son atteinte n'est point générale, il impose à l'allure du vieilli un air d'incoordination, une sorte de déséquilibre que n'a point l'allure du vieillard. Lorsque toutes les fonctions déclinent ensemble, l'habitus extérieur s'accommode de lui-même à un amoindrissement qui survient sans saccades. Le vieillard sait son âge, et nullement alarmé de ne plus posséder, étant septuagénaire, la vigueur qu'il avait trente ans auparavant, il modère ses dépenses, les adapte à ses ressources et atteint ainsi, par une graduation insensible, le terme inévitable de son usure normale. Cette descente n'est pas sans beauté, comme elle n'est pas sans charme. De son passé résumé en quelques sourires un peu désabusés, le vieillard domine encore l'avenir, comme un clair soir d'été domine encore la nuit. Assaisonnant son reste de vie d'une agréable bonne humeur, il se confie sans peine à la marée baissante, et se laisse, avec sérénité, porter vers le large inconnu.

Le vieilli n'a pas cette philosophie ; il ne l'a pas, il ne peut l'avoir, n'ayant pas achevé sa journée. Vous le connaissez tous ; vous le rencontrez partout. Car il essaie de s'étourdir et se donne l'illusion que le mouvement des autres est fait un peu de son mouvement à lui. C'est un homme de cinquante ans à peine, mais qui paraît bien davantage. Cette apparence s'accuse encore si du coup d'œil d'ensemble on descend aux détails. Sans attacher à ces détails plus d'importance qu'il ne convient, chacun connaît la réputation, en fait de longévité, des dents saines, des cheveux drus et des ongles intacts. En somme, la bonne conservation des productions épidermiques, en attestant la vitalité du revêtement, atteste celle de tout le reste. Le contenant sert d'enseigne au contenu. Quelle que soit la valeur de cette intégrité, le vieilli n'a pas le droit de s'en enorgueillir. Les cheveux, que l'arthritisme a déjà clairsemés, sont décolorés plutôt qu'ils ne sont blancs ; les dents sont déchaussées, ébranlées ; les incisives usées sur les bords ; les ongles striés se cassent au moindre choc. La peau se ride et se fane. Elle se creuse en tous sens de petites rides multiples rejoignant çà et là des sillons plus profonds. Elle se ride ainsi parce qu'elle s'amincit et aussi parce que les tissus sous-jacents ne la soutiennent plus. Il n'y a pas toujours amaigrissement réel — la balance en témoigne — et cependant le corps semble plus grêle, diminué, rétréci. Il existe un tassement véritable ; les disques intervertébraux se sont aplatis, affaissés et la colonne vertébrale a accentué ses courbures ordinaires. De sorte que les épaules sont tombantes et voûtées comme si un insupportable fardeau pesait sur elles continuellement. La parole est sans animation, le regard sans vivacité, le teint jaune, flétri, languissant. Cette apparence du teint est caractéristique et s'explique aisément. Le teint est un baromètre très sensible : la plus petite infection a le pouvoir de l'altérer.

L'homme touché par la grippe porte sur le visage
la griffe de l'insidieuse maladie, bien avant qu'un
de ses signes familiers la révèle. Il ne s'agit cependant que d'une intoxication aiguë et souvent assez
légère, contre laquelle un organisme surpris en
pleine santé dispose de moyens de défense singu-
liers, efficaces et nombreux. Comment pourrait-il
se faire que l'intoxication profonde qu'il subit depuis
tant d'années ne se répercutât pas sur la physionomie du vieilli avant l'heure, et ne lui donnât
pas cette sorte de tristesse qu'ont les choses qui
s'en vont, tristesse des fleurs fanées et des rubans
déteints?

Il le sent bien lui-même et son allure trahit sa
gêne. Les mouvements n'ont point de souplesse ;
aucun ne se fait sans peine. Aucun non plus n'est
spontané ; ses vêtements flottent sur des gestes
sans ampleur. Est-il entouré d'amis mieux portants?
quelqu'un propose-t-il une excursion, une promenade? son front se rembrunit aussitôt car, d'une
part, il ne veut pas reculer, et de l'autre il n'ignore
point que ce surcroît d'activité va lui coûter de
pénibles efforts. Sans cesse une inquiétude se lit
sur son visage ; ce qu'on pourrait appeler l'angoisse
de comparaison, à voir d'autres hommes accomplir
avec facilité ce qu'on ne peut accomplir soi-même
dans l'ordre des choses les plus simples. Et cela
est d'autant plus visible que le foyer intérieur

brûle d'une flamme inchangée : car les sens sont intacts, car les facultés de l'intelligence ont conservé, parfois même augmenté leur puissance. Et véritablement, on ressent une impression pénible devant ce jeune vieillard qui voudrait agir et qui ne le peut pas — qui sent sa déchéance et en souffre à toute heure. Il est possible que la vie ne soit qu'une chanson légère ; si frêle qu'elle soit, c'est tout de même une chanson qu'il faut chanter le plus longtemps possible, avant de la laisser chanter aux autres.

Tel est le portrait physique et moral, ce qu'on pourrait appeler le portrait extérieur. Le portrait intérieur, le portrait médical, est plus frappant encore. Comme signes subjectifs, le vieilli souffre de vertiges, d'une gêne continuelle des fonctions digestives, d'une oppression plus ou moins marquée à l'état de repos que le moindre effort accentue. Il a des bourdonnements d'oreille ; le bruit de son cœur l'épouvante aussitôt qu'il est couché. S'il veut lire ou écrire quelque temps, de brillantes étincelles dansent devant ses yeux ; la nuit, il dort tard et mal ; il est souvent obligé de se relever pour satisfaire d'impérieux besoins ; enfin, le matin, au réveil, il mouche souvent du sang, et de fines traînées rouges se montrent dans ses crachats.

Comme signes objectifs, le pouls est dur, sec, presque toujours hypertendu ; les sous-clavières soulevées ont des battements visibles ; le foie est volumineux et la région de l'hypochondre presque toujours sensible. A l'auscultation, les bruits du cœur sont mous à gauche, retentissants à droite. Si l'on examine les artères, on les trouve flexueuses et rigides. La plupart de ces symptômes se rattachent en effet à l'artério-sclérose. C'est en sclérosant leurs tissus, en particulier leurs vaisseaux, que l'arthritisme conduit ses victimes vingt ans trop tôt à la sénilité.

III

L'OPINION commune considère volontiers notre époque comme particulièrement bien dotée sous le rapport des maladies nouvelles, et c'est un lieu commun d'attribuer leur naissance ou leur développement aux méfaits de nos civilisations intensives. Aux yeux du biologiste et du médecin, l'opinion commune se trompe une fois de plus. De communications récentes faites à l'Académie de Médecine, il résulte que nos lointains aïeux des temps magdaléniens payaient déjà tribut à l'arthritisme. D'autres, récentes également, présentées à la Société Royale de Médecine de Londres, ont démontré que l'artério-sclérose était le mal du passé comme elle est celui du présent. Et cela semble peu contestable, car avant de produire ces affirmations péremptoires, l'auteur a disséqué de nombreuses momies égyptiennes et mis à nu des artères humaines endormies depuis trois mille ans.

Le fait que la maladie existait ne signifie pas d'ailleurs qu'elle fût connue, et nous avons dû apprendre à la distinguer, à la décrire, à la traiter ; malheureusement et comme toujours, plutôt dans ses effets que dans ses causes. Ainsi, par exemple, l'artério-sclérose s'accompagne longtemps d'hypertension. Or, cette hypertension est nécessaire et ne peut pas ne pas exister. Supposez que, par une nuit de décembre et par vent d'Ouest, quatre hommes manœuvrent une pompe à incendie. Les tuyaux de toile souple se prêtent à la poussée et ces quatre hommes suffisent à ce travail. Brusquement le vent saute au Nord et la gelée survient. Les tuyaux deviennent durs comme des barres de fer. La pompe, sous l'effort des quatre hommes, ne crache plus qu'un jet sans vigueur. D'urgence, il faut doubler l'équipe. De même, le cœur, chassant le sang dans des vaisseaux rigides, à peu près dépourvus de toute élasticité, est obligé de doubler sa force d'impulsion. Contraindre la tension artérielle à s'abaisser exagérément dans ces vaisseaux non assouplis, c'est évidemment, soulager le cœur, mais c'est aussi réduire à néant, faute de pression suffisante, la nutrition et l'élimination qui sont des fonctions essentielles. Le muscle cardiaque lui-même insuffisamment irrigué, souffre plus de son repos qu'il ne souffrait de son travail. On voit à quel point la question est délicate, si l'on ne perd pas de vue que l'on se trouve entre un double danger : celui d'une pression trop basse paralysant tout un organisme ; celui d'une pression trop haute provoquant les ruptures. L'hypertension est un symptôme ; le durcissement artériel est une cause. Ce qu'il faudrait, ce n'est point abaisser la tension, c'est diminuer le durcissement. De nombreux et savants efforts se multiplient en ce sens ; mais la solution est difficile, car guérir l'artério-sclérose, nous allons le voir, revient à guérir la vieillesse.

Nous n'entamerons point ici de controverse sur la pathogénie de l'artério-sclérose. Etablir qu'elle est plus fréquente chez les animaux herbivores que chez les carnivores; démontrer que certains peuples presque exclusivement végétariens y sont tout aussi sujets que d'autres peuples mangeurs de viande, restent des affirmations à peu près sans valeur, car la multiplicité des considérations que l'on oublie fausse, de toute évidence, les interprétations. Nous ne discuterons pas davantage la théorie qui la fait naître de l'ébranlement nerveux. Certes, les préoccupations, les excès de travail cérébral, les émotions, les soucis ne peuvent pas entrer en ligne de compte quand il s'agit d'un état aussi fréquent et voisinant d'aussi près avec la fatigue et l'usure. Mais leur action est certainement moins directe que celles de certaines maladies infectieuses et de certaines intoxications. Parmi les maladies infectieuses, le paludisme et surtout la syphilis ; parmi les intoxications, l'alcoolisme et surtout l'arthritisme méritent le nom de facteurs essentiels. En somme, toutes les infections, toutes les tares fusionnent dans l'arthritisme et font de lui, aux environs de la cinquantaine, une sorte d'égoût collecteur des misères de la vie. De sorte que, chercher les causes de l'artério-sclérose revient à s'enquérir de celles de l'arthritisme.

En tous cas, l'artério-sclérose se montre si fréquente à partir d'un certain âge, qu'il est possible de la considérer comme la caractéristique générale de la vieillesse, survenant à son heure. Elle l'est de même du vieillissement précoce, avec cette différence qu'engendrée dans ce dernier cas par l'influence devenue prépondérante de faits qui auraient dû ne rester qu'accessoires, elle ne porte pas sur l'ensemble et frappe de préférence certains organes, certaines fonctions, en attendant que, par une répercussion inévitable, d'autres fonctions, d'autres organes soient atteints à leur tour. Théoriquement, la vieillesse est un état physiologique (théoriquement, parce qu'il est en réalité peu de vieillards absolument bien portants) tandis que le vieillissement est un état pathologique non défini et qui ne peut l'être que par ses manifestations.

Mais il ne faut pas oublier qu'aucune démarcation bien tranchée ne sépare les diverses étapes de la vie, pas plus que les diverses formes de la santé humaine. Il y a là des confins ; il n'y a pas de frontières. Les lois générales de la biologie restent les mêmes, qu'elles s'appliquent à un organisme sain ou à un organisme qui défaille, comme les lois générales de la statique ne changent pas, qu'elles s'appliquent à un inébranlable palais ou à une maison lézardée.

De plus, l'artério-sclérose qui n'est peut-être pas unique dans ses causes, ne l'est certainement pas dans ses effets. L'artério-sclérose des ruraux ne ressemble pas à celle des citadins. Tous les médecins de campagne ont vu de ces paysans aux artères aussi dures que les manches de leurs pioches et qui travaillent toute la journée dans leurs champs ou accomplissent, sans fatigue apparente, d'invraisemblables randonnées. C'est que, chez les paysans, l'oxygénation est toujours suffisante et le durcissement des vaisseaux traduit simplement l'évolution de la vie, c'est-à-dire sa tendance au remplacement des éléments nobles par des éléments de tissu conjonctif. C'est ainsi que l'artériosclérose du vieillard, surtout du vieillard dont toute la vie a été consacrée aux travaux de plein air, n'est pas toujours compliquée de myocardite. La fibre cardiaque conserve longtemps son intégrité. Son dynamisme nerveux, sa commande si l'on préfère, est depuis longtemps troublé, que son dynamisme musculaire demeure encore presque entier. De là ces arythmies qui se prolongent pendant des années et n'aboutissent à l'asystolie qu'à l'occasion d'une maladie accidentelle ou d'un surcroît de fatigue brusquement imposé. Chez le vieilli, au contraire, la sclérose artérielle débute le plus souvent par la sclérose cardiaque. Elle ne s'étend aux vaisseaux qu'après avoir touché le cœur. Cela tient à ses causes. Le vieilli, avons-nous dit, est un intoxiqué et l'on comprend aisément comment le muscle cardiaque, mal nourri comme tous les autres muscles, s'encombre d'abord, puis s'empoisonne, puis se paralyse, enfin s'anéantit. De plus, par un phénomène encore mal expliqué, les os du vieillard subissent une décalcification intense. Les sels de chaux expulsés du squelette, par une élection fâcheuse, mais explicable, encroûtent les parois des vaisseaux au long desquels le sang les charrie sans arrêt. Le vieillissement et la vieillesse sont déjà par eux-mêmes facteurs de décalcification. Et cette chaux entraînée dans le torrent circulatoire engendre des formations nouvelles, incrustations, carapaces, sortes de linceuls de craie sous lesquels la cellule vivante étouffe lentement et meurt. Or, s'il est au pouvoir du médecin de réglementer l'assimilation en agissant sur la quantité et sur la qualité de l'alimentation, il n'est pas en son pouvoir de la diriger sur tel ou tel tissu, sur tel ou tel organe. Rien n'empêchera cette chaux de se fixer sur les artères. Et, par conséquent, chez

l'arthritique, qui n'est en somme qu'un vieillard
en puissance, on évitera soigneusement les pré-
tendues médications reconstituantes dont les sels
de calcium sont la base, phosphates et glycéro-
phosphates de toute espèce, infiniment plus dangereux que le mal si inconsciemment combattu.

En somme, il convient de distinguer, au moins
schématiquement : l'artério-sclérose due à la vieillesse, de celle, infiniment plus redoutable qui accompagne le vieillissement. La première, suite ordinaire de la sénilité, s'installe insidieusement et
lentement comme elle, sans rien amener qui ne
soit pas attendu, et la plupart du temps sans déchaî-
ner la tempête. La seconde, n'étant plus une évolution, mais bien un accident, détruit avec fracas
l'équilibre fonctionnel. Plus on avance en âge,
moins le coup retentit, d'abord parce que l'attaque
est moins vive, mais surtout parce que la révolte
est moins hérissée, moins bruyante. L'heure de
la déchéance ne devrait pas être venue et le pouvoir réactionnel joue dans toute son ampleur.

L'amoindrissement général, cet amoindrissement
consenti qui est la loi du vieillard, n'est pas la loi
du vieilli, dont le capital vie n'est point encore usé.
Certains organes sont frappés alors que d'autres
restent intacts, et par cela même que les différentes,
parties de l'organisme ne fléchissent pas ensemble,
l'incohérence est si marquée que l'équilibre ne peut

pas s'établir. Ces considérations expliquent pourquoi on a voulu distinguer l'artério-sclérose survenant chez le vieillard et celle survenant chez l'adulte, non seulement par leurs signes, mais encore par leurs noms en donnant à la première le nom d'athérome. Pour le clinicien, cette différence est inutile. Ne s'éclairant qu'à la lumière des faits, l'étiquette de la maladie lui importe aussi peu que l'extrait de naissance du malade. Le seul âge que l'on ait est celui de ses artères. On est jeune si elles sont jeunes, on est vieux si elles sont vieilles. Le mieux est de juger d'après les signes et les symptômes. Nous verrons alors que le vieillard s'enlise avec lenteur. Le vieilli au contraire, mettant en jeu toutes les puissances de révolte d'un organisme dont l'usure n'est pas totale, ressemble au malheureux pris dans les sables mouvants. Plus il se débat, plus il s'enfonce et plus il s'enfonce vite.

A ces considérations, il convient d'en ajouter une autre. L'arthritique n'est jamais en défense. Or, de plus en plus, dans la pathologie générale contemporaine, la notion du terrain domine avec raison, je crois, la notion du contage. Deux personnes dont l'une est arthritique et dont l'autre ne l'est pas, toutes choses égales par ailleurs, se comportent bien différemment lorsqu'elles sont exposées à un même péril, le refroidissement, par exemple. L'une prend une pneumonie, où l'autre n'en prend pas. Du moins c'est le cas le plus ordinaire. Mais si l'attaque a été suffisamment violente pour que toutes deux soient atteintes, les maladies ainsi contractées ne se comportent pas de la même manière. L'organisme sain rassemble ses forces, les coordonne, trouve des réserves vigoureuses, et la plupart du temps triomphe. L'organisme arthritique mobilise lui aussi. Mais, faute de discipline, faute de ressources accumulées d'avance, il fournit un effort sans cohésion et sans persévérance. Dire que la plupart du temps il succombe serait exagéré. La vie ne se supprime pas avec cette facilité. Mais il se défend moins bien, et lorsqu'il triomphe à son tour, une plus longue bataille le laisse plus épuisé. D'où ces convalescences tourmentées, coupées d'incidents et de rechutes, dont rien, en apparence, n'explique l'interminable longueur.

En somme, et cela jusqu'aux confins de la vieillesse, la défense devrait toujours se trouver à la hauteur de l'attaque. Elle le serait, si nous ne nous amusions pas à jeter nos boucliers. L'arthritisme pose devant nous une menace : l'amoindrissement ; un danger, la sclérose. A nous de consolider nos murailles et d'empêcher l'intrusion de l'ennemi dans la place. Si le malheur veut qu'il y soit déjà solidement installé quand on remarque sa présence, si les troubles lésionnels ont remplacé les troubles

fonctionnels, à nous de calmer la première effer-
vescence ; à nous de nous adapter aux circonstances ; à nous d'appeler à notre aide un art avisé
et patient qui nous permettra de transformer en
mal à très long terme le mal inévitable que nous
ne pouvons pas détruire. En disposant habilement
quelques paratonnerres, on parvient à disperser
les plus sombres orages. Le bleu du ciel reparaît
et c'est lui qu'il faut voir.

CAUSES DE L'ARTHRITISME

L E mécanisme de l'arthritisme précédemment
indiqué fait saisir les raisons de sa fréquence
parmi les gens du monde. La plupart des états
arthritiques reconnaissent, en effet, pour cause,
une erreur primordiale soit de l'alimentation qui
règle les entrées, soit de l'activité qui règle les
sorties.

*   *   *

Comme le péril alcoolique, parrain de la tuberculose, menace surtout les classes d'en bas, le péril
alimentaire, parrain de l'arthritisme, menace surtout les classes d'en haut. Seulement les désordres
qu'il engendre ne sont pas tous de même nature
et les divers aspects qu'il revêt le font souvent
méconnaître. Mais en dépit des changements de
physionomie que lui impriment les idiosyncrasies
particulières, il est toujours en jeu ; et ce sont des
erreurs d'alimentation que le médecin rencontre

à l'origine de tous les troubles de la santé qui ne reconnaissent pas pour cause un état infectieux. Bien que ces erreurs soient, en général, des erreurs par excès, le terme de suralimentation employé par plusieurs auteurs paraît trop limitatif. La quantité de nourriture ingérée, chez les obèses, par exemple, peut être en déficit. Dans d'autres cas, cette nourriture peut être mal choisie, mal présentée, mal mastiquée. Retenons simplement que la cause la plus habituelle et la plus sévère de l'arthritisme tient à une défectuosité marquée dans la manière dont nous nous nourrissons.

o o o

L'activité est un des besoins essentiels de tout organisme vivant. En cas d'activité insuffisante ou dévoyée, le bas rendement du mécanisme traduit d'abord sa gêne ; bientôt le rendement douloureux trahit son usure. Si, en fait d'alimentation nous péchons surtout par excès, en fait d'activité, nous péchons surtout par défaut. Du moins, c'est l'opinion usuelle, exacte si on entend par activité la seule activité musculaire. Or, l'organisme humain, producteur de l'énergie motrice, est aussi producteur de l'énergie pensante. Et c'est précisément dans les classes aisées où l'activité cérébrale est grande que l'activité musculaire compensatrice est faible. Lorsque ces deux modes du mouvement se trouvent mal équilibrés l'un par rapport à l'autre, il y a d'abord répercussion sur les organes qui les produisent ; puis l'inertie relative ou le surmenage également relatif de ces organes retentit sur l'économie toute entière ; et l'on voit apparaître cet amoindrissement de la puissance de vivre qui caractérise l'arthritisme.

Ces deux causes, vice de l'alimentation, vice de l'activité, peuvent quelquefois agir isolément, mais le plus souvent elles s'associent entre elles par la force même des choses. Il serait exagéré de dire que l'arthritisme est la rançon de la fortune comme la tuberculose est la rançon de la misère. Ce serait exagéré, mais commode, et formulé en termes frappants. Il est de notoriété courante que les gens qui s'asseyent autour des tables les mieux servies sont précisément ceux dont le cerveau travaille plus que les jambes. Il ne peut en être autrement. Les obligations, les habitudes qui ne sont autre chose du reste que les obligations volontaires, en un mot, le genre de vie imposé ou choisi, traînent derrière eux d'inéluctables corollaires. L'arthritisme commence par un chemin de fleurs. Plus tard, on commence à sentir les épines. En même temps, le rire de Méphisto sonne dans la coulisse et, comme Faust s'aperçoit qu'il vient de saboter l'amour, nous nous apercevons, nous, que nous venons de saboter la vie.

A côté de ces causes essentielles, il en est d'accessoires. L'enfant, à sa naissance, apporte avec lui un certain nombre de charges dont il n'est pas responsable et qui lui viennent de la souche dont il sort. C'est la prédestination, l'aiguillage plus ou moins net dans ses manifestations comme dans ses origines, qu'on a nommé naguère tempérament et qu'aujourd'hui nous appelons atavisme.

Plus tard, au cours de la vie, imprudence ou nécessité, l'adulte est exposé à un certain nombre d'accidents, d'ordre infectieux (syphilis, typhoïde) ou mécanique (fractures, blessures) qui sont des causes d'infériorité momentanée ou définitive. Soit par les désordres qu'ils produisent, soit par les traitements qu'ils exigent, ces accidents deviennent des modificateurs puissants de l'organisme. Il est évident qu'une fracture compliquée, par exemple, pourra être, non par elle-même, mais par l'immobilisation prolongée qu'elle entraîne, le point de départ d'une orientation nouvelle, l'allumette qui met le feu à un baril de poudre, lequel baril, sans cela, n'eût pas fait explosion ou n'eût fait explosion que très longtemps après.

L'homme subit également les influences du climat. Dans un air sec et frais, la respiration est plus facile, plus large. Plus d'oxygène remplace plus d'acide carbonique. Dans un air humide et chaud, l'exhalation pulmonaire est, au contraire, moins libre et moins active ; et cette différence, à la longue, peut n'être pas négligeable. Enfin, les influences professionnelles ne sont pas sans importance. Mais, outre que les gens du monde exercent rarement des professions qui les exposent à ces sortes de dangers, la diversité de ces influences est telle que, dans une vue d'ensemble, on doit se contenter de les signaler, et seul le médecin traitant peut apprécier la valeur des cas particuliers.

En somme, les causes secondes, quelles qu'elles soient, interviennent plus ou moins efficacement pour aiguiller un arthritisme héréditaire ou renforcer un arthritisme acquis. Mais elles paraissent incapables d'agir seules et de déterminer par leur unique action l'apparition du petit arthritisme et l'installation de l'arthritisme confirmé. Il en est une cependant dont le rôle, plus souvent invoqué, semble moins contestable. Je veux parler de l'hérédité, et il convient de dire quelques mots de l'arthritisme congénital avant de parler plus en détail des causes essentielles de l'arthritisme acquis.

I

Arthritisme héréditaire. — Les effets de l'imprégnation originelle ne sont véritablement nets que dans le cas d'une hérédité convergente : c'est-à-dire lorsque les deux générations ou leurs ascendants immédiats ont présenté des signes indubitables d'arthritisme confirmé, tels que l'obésité ou la goutte. Alors le tempérament, la constitution se développent peu à peu fatalement dans le sens de l'impulsion reçue. Toutefois, même dans ces circonstances, le futur arthritique ne naît qu'arthritisable, comme le futur tuberculeux ne naît que tuberculisable. Le nouveau-né n'apporte pas avec lui les altérations humorales, les insuffisances organiques de l'arthritisme acquis. Il subit une tendance, une poussée plus ou moins vive, laquelle s'affirmera dès qu'il se trouvera au contact des causes provocatrices habituelles. Les réactions de cet organisme seront prématurées ; frappé souvent dès la première enfance, il deviendra de très bonne heure un organisme malade, secoué de crises nombreuses et graves, présentant coup sur coup des manifestations toujours sévères, toujours précoces, quelquefois foudroyantes, comme celles du diabète infantile. Chez le brûleur d'étapes, les plus légers incidents peuvent tourner au désastre. Trop souvent l'arthritisme héréditaire termine son évolution bien avant que l'arthritisme acquis n'ait eu le temps de commencer la sienne, c'est-à-dire aux environs de la vingtième année.

Dans une sorte d'esquisse biographique, schématique, mais saisissante, le professeur Maurel (de Toulouse) a réalisé l'évolution de la famille arthritique et montré quel serait le sort si une hygiène sévère ou l'infusion d'un sang nouveau ne venaient enrayer l'effort des destinées. Car il s'agirait bien là des destinées, de cette espèce de fatalité aveugle sournoise et méchante qui persécuta les enfants de Tyndare et dont les tragiques Grecs se sont complu à répéter l'histoire.

L'ancêtre chef de lignée fut un homme aux formes robustes, au verbe et au teint colorés, fruit de terroir énergique et solide, dont le type se retrouve encore sur les bords de la Loire, dans les pays de Maine et d'Anjou. Sa santé à toute épreuve, sa vitalité débordante ne connaissaient aucune barrière. Il mangeait bien, buvait sec, engendrait sans compter. L'activité intellectuelle moins puissante que l'activité physique, lui permettait cependant

de mener ses affaires comme il menait ses parties
de chasse, grand train jusqu'à l'hallali. Plein de
dédain pour la maladie et par conséquent pour les
médecins, il vécut toute sa large vie sans y penser,
tant la chose lui semblait naturelle. Assez souvent
cet ancêtre connut une verte vieillesse. Plus souvent, alors qu'un peu obèse et gêné par un soi-
disant asthme, il voisinait avec la soixantaine, une
apoplexie renversa brutalement ce chêne qui ne
croyait pas à l'orage.

Il avait élevé sur son modèle les nombreux enfants qui lui vinrent. Persuadé qu'il faisait d'eux
des gaillards et des imitateurs de son exubérance,
il développa surtout leur appétit en leur donnant
l'exemple de son coup de fourchette. L'enfance
se passe bien ; la jeunesse est troublée de quelques
incidents, mais on n'y prend pas garde et l'essaim
se disperse. Les uns vont habiter la ville, les autres
demeurent à la campagne. Chez ceux-là les exercices de plein air se trouvent à peu près supprimés.
Chez ceux-ci, ils continuent encore un certain
temps, puis se suppriment d'eux-mêmes. Car maintenant, aux environs de quarante-cinq ans, l'apparition de la fatigue précoce interdit les longues
randonnées. Lorsque les fils de l'ancêtre se retrouvent, aucun d'eux n'est indemne : l'obésité, le diabète, la goutte, les tourmentent plus ou moins.
Ceux qui parviennent à la vieillesse la traînent

assez péniblement, et assagis par l'exemple, demandent à une hygiène sévère de la prolonger le plus longtemps possible.

Avec la troisième génération commence l'effondrement. Celle-ci a émigré toute entière à la ville. Naturellement ses habitudes alimentaires restent les mêmes ; car ce sont celles que l'homme perd le plus difficilement. Mais les employés, les professeurs, les bureaucrates qui la composent ne peuvent supporter le surmenage organique que leur aïeul n'avait pas soupçonné, contre lequel leur père avait lutté et par lequel eux-mêmes sont vaincus sans combat. A une maturité difficile succède une sénilité rapide et aux environs de la cinquantaine, le cœur, le cerveau, le rein, le foie ou le poumon fléchissent, se laissent forcer, succombent.

La quatrième génération est une génération de déchus. La mauvaise qualité du terrain s'accuse de telle façon que les enfants n'échappent à aucune des maladies ou même des simples incidents du premier âge. Doués très souvent d'une intelligence extrêmement vive à laquelle leurs moyens physiques ne correspondent pas, cette discordance ne fait que s'accentuer à mesure qu'ils avancent en âge. D'ailleurs, leur résistance est nulle : ils meurent jeunes.

Comme la nature n'hésite jamais à sacrifier les tarés et les faibles, ces individus sont souvent stériles. Quand par hasard ils procréent, leurs enfants n'atteignent même pas l'adolescence. Ce sont des petits au visage bouffi, aux lèvres pâles, aux cheveux fins et rares, quelquefois sans lésion du squelette, quelquefois aussi coxalgiques et bossus, qui, incapables de jouer eux-mêmes regardent jouer les autres. On les suit d'un regard de pitié, car leurs visage trahit déjà la lassitude et porte la tristesse de ceux qui ne vivront pas. Ces avortons pensifs sont tout ce qui reste du grand aïeul et le premier vent qui passe jette leurs épaves à la tombe.

On voit que cet arthritisme là ne serait pas celui dont il faut rire et auquel on peut attribuer des vertus protectrices. Heureusement, toutes les hérédités ne sont pas convergentes. L'imprégnation reçue est la plupart du temps légère, et très rarement les circonstances sont telles que l'on voit se réaliser ce tableau sévère, car l'ennemi le plus sûr de l'hérédité, est l'hérédité elle-même. S'il en était autrement, l'humanité aurait, depuis longtemps, terminé son cycle d'airain. L'influence favorable des hérédités divergentes intervient, et cette intervention est assez puissante pour permettre la continuation de la course au flambeau. Sous leur action, les tares familiales se fondent et s'annihilent ; l'infusion d'un sang nouveau provoque les réactions nécessaires ; des interférences s'établissent, en vertu desquelles certaines familles s'élèvent, d'autres s'abaissent, tandis que la plupart persistent dans cette vertu moyenne qui n'est ni l'obscurité ni la grandeur. Celles dont on peut suivre la trace dans l'histoire présentent à chaque instant de ces rajeunissements, c'est-à-dire de ces alliances qui viennent souffler en temps utile sur le foyer prêt à s'éteindre.

Il en est de même pour les races. Ethnologiquement, elles se conservent plus ou moins à travers les hybridations successives de voisinage ou d'invasion. L'exemple typique est celui des Israélites. Durement frappés au cours des siècles par leurs ennemis, ils ont résisté et résisté victorieusement au hasard de l'espace et à l'effort du temps, parce que, pendant bien des siècles, soit nécessité, soit dédain, ils formèrent une caste à part, rigoureusement fermée aux apports étrangers. Ils doivent sans doute à cette circonstance l'affinement spécial de leur intellectualité ; ils lui doivent certainement les dégénérescences et les tares physiques qui semblent perpétuer sur eux les malédictions du passé.

Ces vues peuvent être discutées. En fait d'atavisme, toutes les questions sont obscures. L'aménagement et l'interprétation des statistiques laissent place à l'incertitude, quelquefois au sourire. Ce sont de ces problèmes que seul le médecin de famille pourrait essayer de résoudre, s'il existait encore.

6

II

Alimentation. — Considérés au point de vue de leur constitution chimique, les aliments que nous consommons se partagent en deux classes :

a) La première comprend les aliments dits : quaternaires, parce qu'ils sont composés de carbone, d'oxygène, d'hydrogène et d'azote. Ce sont les « albuminoïdes » fournis en majeure partie par le règne animal : viande, poisson, coquillages, œufs, beurre, lait, etc.

b) La deuxième classe comprend des aliments dits : ternaires, parce qu'ils ne sont composés que de trois éléments : le carbone, l'oxygène et l'hydrogène. Ce sont les : « hydrates de carbone » : fruits, légumes, herbes diverses, fournis presque exclusivement par le règne végétal.

Les graisses peuvent entrer dans cette catégorie ou former une classe à part. Elles proviennent indifféremment des deux règnes.

Sans établir de distinctions trop rigoureuses ou trop subtiles, le rôle physiologique de ces trois espèces d'aliments n'est pas le même dans l'ensemble.

L'organisme vivant a un premier besoin : celui de s'entretenir en réparant continuellement ses pertes, en remplaçant par des matériaux neufs les matériaux usés. Ce sont les albuminoïdes qui remplissent cette fonction. *Ils sont les aliments de la cellule considérée au point de vue de sa propre substance.* Leur type est la viande.

L'organisme vivant a un second besoin : celui de produire. Il est une source d'énergie constante, quel que soit l'emploi qu'il en fasse. *Les hydrates de carbone sont le charbon de cette activité.* Leur type est le sucre.

Enfin, les graisses, emprisonnées dans les mailles du tissu conjonctif constituent la masse de réserve. Il s'agit, bien entendu de la graisse physiologique, celle qui existe chez tous les sujets à un étiage à peu près invariable pendant l'âge moyen de la vie.

◦ ◦ ◦

Il est exceptionnel de rencontrer, dans les hautes classes des pays civilisés tout au moins, des gens faisant abus de légumes et de graisses. Si le cas se présentait, il faudrait établir jusqu'à quel point cet abus est nocif. Le régime végétarien, surtout s'il admet le lait et les œufs, fournit toujours une ration d'albuminoïdes suffisant à l'entretien de la vie cellulaire.

Les déchets s'éliminent facilement aussi longtemps que les organes d'élimination sont intacts. Du reste, ces déchets sont peu fermentescibles et comme les aliments ne sont pas présentés sous une forme excitante, l'excès de consommation n'est guère à craindre. De sorte que l'encombrement et l'intoxication se trouvent réduits au minimum.

Malgré ces avantages, je ne crois pas que le régime végétarien puisse être jamais autre chose qu'un régime d'exception. Il n'est approprié ni aux climats moyens, ni aux mœurs habituelles à ces climats moyens, ni surtout à la conformation et à la constitution de notre appareil digestif depuis les dents masticatrices jusqu'au rectum évacuateur. Régime inoffensif peut-être, mais non régime de choix, capable d'entretenir plus que de développer, le végétarisme convient mal aux civilisations en progrès. Les qualités négatives peuvent le recommander : elles ne l'imposeront jamais, car le charbon qu'il fournit, s'il peut suffire à l'individu, ne peut pas suffire à la race dont l'activité, envisagée surtout au point de vue cérébral, se ralentirait à coup sûr.

En résumé, il n'apparaît pas que les hydrates de carbone, même exclusivement consommés, ce qui est rare, puissent être accusés à un titre quelconque, d'engendrer l'arthritisme. Ils en seraient plutôt les antagonistes, au moins au point de vue clinique. Et tant qu'un savant de laboratoire n'aura pas démontré le contraire, il sera sage d'admettre que cette vérité clinique est la vérité tout court. Et malgré cela, pour les raisons indiquées ci-dessus, nous n'en ferons pas une monture de bataille et nous laisserons à ceux que n'inquiète pas le spectre des répercussions lointaines, l'audace d'en faire une panacée. Si consciencieux qu'ils soient, leurs efforts, du reste seront vains. Des habitudes séculaires ne se suppriment pas d'un trait de plume. Et si, peu à peu, elles sont devenues mauvaises parce qu'elles ont confondu l'usage avec l'abus, il ne s'agit pas de les détruire, mais simplement de les réglementer.

◦ ◦ ◦

La question des albuminoïdes est singulièrement compliquée. A côté de la quantité, dont l'importance est capitale, il y a lieu de tenir compte de la qualité. A la qualité se rattache encore l'examen de la présentation culinaire ; ce qui n'est pas non plus sans intérêt. Enfin, les formes sous lesquelles s'offrent les matériaux albuminoïdes sont extrêmement variées, et il convient dès l'abord, sans prétendre les passer en revue, d'éliminer les moins en vogue.

Chez l'adulte, le lait et les œufs, quoique faisant partie de l'alimentation journalière, ne peuvent pas être considérés comme dangereux. Sauf les cas de régime ou de maladie, leur consommation est toujours très restreinte. Il n'en va pas de même chez l'enfant. Les petits suralimentés sont légion. L'enfant, nourri exclusivement au sein jusqu'au dixième mois — le lait maternel pouvant être remplacé, à regret, par celui d'une nourrice, et à très grand regret, par l'allaitement artificiel — ne devrait jamais consommer plus du dixième de son poids. En général, sa ration est double, quelquefois triple. Rares sont ceux qui échappent aux farines multiformes avec lesquelles d'ingénieux industriels prétendent sauver l'humanité nouvelle. Plus rares encore ceux qui échappent aux œufs ; l'abus des œufs devient surtout redoutable dans la deuxième enfance. A l'époque déjà lointaine où le moindre soupçon de tuberculose vous condamnait à l'absorption de la douzaine d'œufs quotidienne, tous les petits malingres bénéficièrent de la cure. La chimie vint au secours de ceux que cette cure révoltait, et une adroite synthèse mit les œufs en pilules. Grands et petits se gorgèrent de lécithine sous prétexte de phosphates et pour échapper à la tuberculose, toute une génération fit route vers l'arthritisme.

Pour les classes aisées, les poissons, les mollusques,

les coquillages ne sont que des aliments d'appoint. Leur usage tourne rarement à l'abus. La nécessité où l'on est de les consommer frais concourrait du moins à rendre ces aliments complètement inoffensifs, si l'art culinaire ne prenait avec eux des libertés fâcheuses. Les apprêts et les sauces les rendent indigestes et souvent irritants, mais véritablement on ne peut les rendre responsables d'améliorations qu'ils n'ont pas réclamées. On peut ajouter à leur décharge que les peuples ichtyophages ne sont pas arthritiques : il est vrai qu'ils rament beaucoup pour pêcher leurs poissons. Dans un ordre d'idées contraires, il convient de signaler les divers méfaits qu'on leur a attribués un peu généreusement peut-être. D'abord l'urticaire. Elle n'est pas discutable, mais relève d'idiosyncrasies tout à fait exceptionnelles et ne suffit pas pour dresser un acte d'accusation. Ensuite la tendance à produire le cancer, ce qui serait bien grave, mais est bien loin d'être prouvé. Enfin les cas de typhoïde, toujours très sévères qui leur seraient imputables. Ici, l'incrimination vise surtout les huîtres, aliments gustatifs et puissants. Je ne crois pas que le fait lui-même puisse être nié. Mais les huîtres ne sont ici que des agents de transport, et le danger qu'elles font courir tient simplement à la contamination et au mauvais entretien de leurs parcs d'élevage. Aujourd'hui, nombre de ces parcs ne sont alimentés qu'avec des eaux filtrées et la question se réduit à une question de provenance.

En résumé, au point de vue spécial qui nous occupe, c'est-à-dire celui des aliments considérés comme facteurs d'arthritisme, chez les gens du monde, les aliments hydro-carbonés, par nature, le lait, les œufs, les poissons, les coquillages et les mollusques par nature également, mais surtout à cause de leur faible consommation, n'encourent pas les sévérités de l'hygiéniste et les seules restrictions à faire concernent la fraîcheur, l'apprêt, et l'origine.

◌ ◌ ◌

Nous arrivons à l'adversaire immédiat quand il s'agit de régime. Soutenu par la faveur de tous, et indiscutablement valeureux par lui-même, tout le bien que j'en pense fera supporter le mal que je suis obligé d'en dire. Car lui non plus n'est pas coupable. Ici, comme en tant d'autres choses, le coupable n'est pas l'aliment consommé, mais l'homme consommateur.

L'usure substantielle d'un organisme est moins considérable que son usure dynamique, c'est-à-dire que le foyer d'entretien consomme moins que le foyer d'énergie ; et par conséquent que dans un régime mixte, régime modèle, la quantité d'albuminoïdes, ration d'entretien, doit être inférieure à la ration d'hydrates de carbone, ration de travail. L'expérience indique que le meilleur rapport serait celui de 1 à 5 : 200 gr. d'albuminoïdes par exemple, pour 800 gr. d'hydrates de carbone. Suivant la classe sociale que l'on examine, ce rapport subit des fortunes diverses.

Le peuple des campagnes l'observe, ou à peu près : 1/5.

Le peuple des villes augmente considérablement le premier terme : 3/5.

Les classes moyennes rurales auraient une tendance à augmenter le second terme : 1/6.

Les classes moyennes urbaines, au contraire, diminuent considérablement ce second terme : 1/3.

Enfin, les hautes classes le diminuent encore : 1/2.

Mais si on considère spécialement Paris, et dans Paris cette classe encore plus spéciale qui n'appartient qu'à lui, celle des gens du monde, ce rapport du 1/2 déjà désastreux, tombe à l'égalité et parfois la dépasse. Lorsque dans le menu confortable, les petits pois et les pointes d'asperges représentent en grammes la moitié du poids des sauces et des viandes, ce qui n'arrive d'ailleurs jamais, les convives se gardent bien de respecter cette proportion. Neuf fois sur dix, on peut le mettre en fait, le rapport type est renversé. Qu'il dîne au restaurant, chez les autres ou chez lui, l'homme du monde a consommé à la fin de sa journée cinq ou six fois plus d'albuminoïdes que d'hydrates de carbone. Le taux auquel il emprunte devrait être de vingt pour cent. Il est de quatre cents pour cent !

Et c'est là une nécessité du genre de vie, c'est-à-dire de la mode, c'est-à-dire inexorable. Il faut se suicider un petit peu tous les jours. Et on le fait, alors qu'on hésiterait certainement à se suicider en une fois.

L'abus en quantité n'est donc pas douteux. La qualité ne rachète pas, au contraire, et les artifices de la cuisine viennent encore assombrir le point de vue. Si la viande est consommée dans un état de fraîcheur insuffisant, c'est rarement par négligence ou par surprise, c'est par choix, en vue d'une préparation plus raffinée et d'un goût plus relevé. On ne connaît pas assez les dangers du gibier, soit qu'il ait été forcé et qu'au cours d'une défense désespérée ses muscles se soient encrassés de toxines redoutables, soit, et plus fréquemment, que l'art culinaire lui impose un stage d'attendrissement. Marinades et faisandages ne sont que le début de la putréfaction. Cette sorte de viande est donc toxique même avant son entrée dans le tube digestif. Ce n'est point dans le voyage qu'elle va y faire que cette toxicité diminuera : chaleur appropriée, humidité convenable, armée microbienne exercée et nombreuse, toutes conditions se trouvent réunies pour élever les putréfactions commencées au dernier degré de la virulence. Le tube digestif se transforme en égoût véritable. L'excès constant d'azote, l'insuffisance de l'acide chlorhydrique remplacé chimiquement mais non physiologiquement par de nauséabonds acides de dédoublement, irritent les parois qui se contractent désespérément comme une huître sous du citron et leur font secréter un enduit glaireux tellement adhérent que le passage incessant des matières ne parvient pas à le mobiliser. Procédé de défense, si l'on veut, mais procédé de défense aveugle comme tous ceux que la nature emploie, ce mucus empêche les aliments d'entrer en contact avec les sucs digestifs qui doivent les dissocier. D'autre part, les contractions mal réglées de la tunique musculaire n'aboutissent qu'à une évacuation tardive et toujours incomplète, faute d'une liquéfaction suffisante. L'estomac lutte sans succès, se fatigue, se distend. Les matériaux expulsés à force d'opiniâtreté, pénètrent dans l'intestin à un état d'élaboration insuffisant. Dès lors, du côté de l'estomac, il ne s'agit plus de contraction, mais de contracture ; du côté de l'intestin, il ne s'agit plus d'absorption, mais bien de décomposition. Motricité impuissante, sécrétions incomplètes, et voilà la gastro-entérite installée à demeure. Résorbés dans cet état, les matériaux d'alimentation empoisonnent de leurs toxines l'organisme tout entier. Et par un juste retour des choses d'ici-bas, l'estomac mal nourri, mal commandé, commence d'abord par se contracter à contre-temps, puis ne se contracte plus du tout, et au lieu du réservoir actif et automatique qu'il doit être, devient un sac à purin, inerte, flasque et par-dessus le marché, très souvent douloureux. A ce stade, le malade affaibli et ne soupçonnant pas la cause de cet affaiblissement, baptise anémie ce qu'il devrait baptiser empoisonnement. Il cède aux conseils de son entourage, à ses propres tendances, appelle à son secours l'innombrable armée des « fortifiants » et se voit obligé d'accepter l'évidence : la cure ne réussit pas chez lui, au contraire. On le croirait à moins.

Heureusement ces déplorables effets ne sont pas dus tout entiers à la quantité et à la qualité des aliments. La manière de manger a une importance capitale. Je suppose, bien entendu, que la meule dentaire est en parfait état. Or, la langue et les dents n'ont pas qu'une fonction gustative et un travail de broyage à accomplir. Ils doivent mettre le bol alimentaire dans un état tel que l'estomac n'ait point à s'occuper de sa dissociation ; ils doivent commencer la digestion des féculents, les poursuivre jusque dans l'estomac par la salive ingérée et enfin, par l'intermédiaire d'un réflexe bien connu, exciter les sécrétions d'un estomac averti. Les aliments convenablement mastiqués sont déjà à moitié digérés. Mais convenablement

mastiqués ne veut pas dire réduits à l'état de bloc
d'étoupe insipide et filandreux. Or, les Américains
ont institué une secte, les Flechtéristes, et une doctrine, le Flechtérisme, qui ne se proposent rien moins
que de supprimer l'arthritisme en supprimant une
de ses causes (d'après eux ce serait la seule), la
mastication incomplète. C'est là une exagération
évidente. S'il s'agit simplement de réagir contre la
mauvaise habitude qu'ont les dîneurs pressés d'ava-
ler sans mâcher, parfait ; mais s'il s'agit de donner
au précepte la valeur d'une institution médicale,
il est certain que le moyen est bien léger auprès
du but. Le seul éloge que l'on puisse adresser à la
mastication forcée, c'est qu'elle exige beaucoup de
patience et qu'à ce titre, elle se pose en adversaire
de la suralimentation, car les gens qui mangent
lentement ne peuvent pas manger beaucoup, à
moins d'y consacrer la journée toute entière. Laissons les Flechtéristes à leur douce illusion, j'allais
écrire à leur manie. Laissons les gloutons à leur
gloutonnerie. Et regardant les uns avec ironie et
les autres avec apitoiement, asseyons-nous entre
eux.

Ce long procès fait à la viande ne signifie pas
qu'il faut se mettre radicalement et d'emblée au
régime du lait, des salades cuites et des purées.
C'est avec des exagérations dans tous les sens,
qu'on rend l'hygiène préventive absolument insup-

portable. Tout ce qu'on défend, c'est l'abus. Nous avons besoin d'un régime qui nous donne 3.000 calories. Celui que nous avons nous en fournit 4 ou 5.000. Eh bien, le médecin a le droit et le devoir de dire que c'est excessif. Réduisez votre ration d'azote : réduisez-la au minimum convenable, mais ne la supprimez pas. D'ailleurs, à trop demander, on s'expose à ne rien obtenir. La question revient donc à ne pas confondre la gourmandise, péché et péché capital, avec l'élégant défaut permis à nos faiblesses. La viande, nul ne l'ignore, a une valeur nutritive considérable. Elle est de plus un très bon excitant digestif, et, sans doute, le premier d'entre eux. Elle agit par sa présentation, son fumet, son arome. Elle sollicite l'appétit : elle éveille cette gourmandise de bon aloi que je viens de citer et qui, véritablement, possède bien quelques charmes et même quelques vertus. Un régime délicat et soigné, un ordinaire modéré et confortable font plus contre les apparences extérieures de la vieillesse qu'un ascétisme rigoureux. Ils donnent aux yeux plus de brillant, à la peau un grain plus fin, aux muscles une souplesse plus grande ; les rides, redoutables ennemies de la beauté, naissent pour la plupart du relâchement des muscles et de l'affaissement des sangles qu'ils tendent sous la peau ; il est donc certain que les gens bien nourris conservent plus facilement que les anachorètes les apparences, sinon les réalités de la jeunesse. Le plaisir de s'asseoir autour d'une table bien entourée, bien servie et discrète, reste en nos temps électriques, un des seuls prétextes à société qui soient, une des seules haltes réservées dans la violence du tourbillon. Seul, ce plaisir-là parvient à réunir des gens que tout sépare : leur profession, leur fortune, leur genre de vie, la nature de leurs préoccupations. Il les fond pour une heure en un ensemble unique, anime leur conversation et fait oublier, en les arrondissant, les angles de l'inégalité conventionnelle.

Et pour conclure, ne soyons pas gourmands, mais demeurons gourmets. Si nous voulons élever une statue au dieu de la bonne chère, ne choisissons pas pour modèle le triple menton de Vitellius, mais le sourire élégant du convive assis à la table de Brillat-Savarin.

◦ ◦ ◦

Il reste à parler des boissons. Là aussi la prédication sera sévère sans être pourtant prohibitive. L'arthritique les croit indispensables à sa santé — je parle, bien entendu des boissons alcooliques — comme il croit indispensables tous les stimulants capables de secouer un instant sa torpeur. L'excitation appelle l'excitation et le doigt mis dans l'engrenage, tout le reste y passera.

L'alcool, fléau moderne et puissance sociale,

exerce une séduction incomparable et possède un invincible attrait. Poison peu dangereux en lui-même, tant que son usage reste accidentel chez les gens qui vivent à l'air libre et oxydent vigoureusement leur combustible, il a le vice de tous les poisons, l'accoutumance. Comme le besoin de la stimulation s'accentue à mesure que fléchit l'activité des organes, les doses absorbées sont fatalement progressives. L'arthritique apprend à l'aimer pour l'illusion de force qu'il lui procure : toutes les démonstrations, tous les exemples échouent devant cette vertu qu'a l'alcool d'être le premier de tous les excitants. Cela, on le sent. Mais il est aussi le premier des sclérosants et cela on ne le sent pas. Les éléments nobles, la cellule hépathique, la cellule nerveuse, la cellule musculaire, détruites lentement, mais sûrement, sont remplacées par les éléments de leur gangue, ce qui est et devrait rester le tissu de soutènement, une sorte de papier d'emballage enveloppant le protecteur, le tissu conjonctif. L'usage habituel de l'alcool, l'abus qui, rapidement, découle de l'usage, occupent une place prépondérante dans la préparation de l'arthritisme et dans son éclosion. Entendons-nous bien sur ce mot « habituel ». Beaucoup de gens s'imaginent ne pas pouvoir arriver à l'alcoolisme parce qu'ils ne vont pas jusqu'à l'ivrognerie. Or, par un fait d'expérience qui semble paradoxal, l'ivrogne peut très bien n'être pas alcoolique. Celui qui devient alcoolique n'est pas celui qui boit accidentellement beaucoup, c'est celui qui, continuellement, boit peu — qui, tous les jours, sans trêve, absorbe de petites doses progressivement accrues, lesquelles ne l'effraient pas, mais l'assassinent.

Pris en quantité modérée, lui aussi, et cette quantité je l'évaluerai à un litre par jour pour un homme d'âge et de poids moyens, le vin, jadis père, aujourd'hui grâce à la chimie, parent éloigné de l'alcool, le vin naturel, un peu vieux si possible, a les qualités d'un bon réparateur. Il n'est pas prouvé que la vie d'un abstinent soit plus longue ou plus facile que celle d'un tempérant. C'est donc une question de goût. Mais la question ne reste une question de goût qu'à la condition que le vin soit brûlé. Il faut entendre par là qu'un employé de bureau s'intoxiquera avec une quantité de vin dont un garçon de ferme ne s'apercevra pas. Une bouteille de vin à déjeuner, quatre kilomètres à pied : rien d'excessif et tout est pour le mieux. La même bouteille, deux heures de sieste, mieux vaut ne pas recommencer tous les jours. La viande et le vin, voilà les deux tranchants du sabre de Joseph Prud'homme. Leurs vertus et leurs vices sont simplement fonctions de notre activité.

Le café et le thé, inoffensifs ou à peu près chez l'homme sain, sont plus dangereux chez l'arthritique. De même le maté, la kola, la coca et bien entendu les vins et élixirs dont ces produits forment la base. Leurs seuls principes actifs, qui sont la caféine et la théobromine, sont proches parents, chimiquement parlant, des bases résiduelles, nommées aujourd'hui purines. Ce sont, ou du moins ce peuvent être, car l'organisme n'est pas une cornue, des générateurs d'acide urique. S'il ne veut pas les mettre franchement de côté, l'arthritique devra tout au moins en surveiller l'emploi. Son système nerveux est-il facilement ébranlable, il fera mieux de s'en déshabituer. Surtout, il ne confondra pas leur valeur réelle avec la réputation que d'habiles charlatans leur ont faite. Ils fortifient ceux qui s'en servent comme un charretier fortifie son cheval en se servant du fouet.

Pour traiter plus à fond cette vaste question de l'alimentation, facteur de l'arthritisme, il faudrait entrer dans le détail des théories biologiques et chimiques en vogue à l'heure actuelle. Soit qu'il s'agisse de faire le compte des calories, soit qu'il s'agisse de discuter des diverses transformations que subissent les éléments organisés ou minéraux dans leur passage à travers l'économie, le moindre inconvénient de ces théories est de vouloir introduire une précision mathématique dans le milieu vivant qui ne la supporte pas. Il est sage de s'en tenir aux constatations d'allure simple que le médecin et l'hygiéniste tirent de leur pratique et de leur expérience, et ces constations se résument ainsi :

1º Toutes les erreurs alimentaires, qu'elles portent sur les graisses, les hydrates de carbone ou les albuminoïdes, sont capables d'engendrer l'arthritisme, mais le danger des dernières est beaucoup plus considérable ;

2º Théoriquement, on peut assigner à chacun de ces aliments un territoire particulier. Les graisses et les hydrates de carbone seraient responsables de l'obésité. Les hydrates de carbone seuls le seraient du diabète. Mais les albuminoïdes seraient plus particulièrement la cause des intoxications qui, avant de donner leur mesure dans l'explosion d'un accès de goutte, de rhumatisme ou de lithiase, produisent l'état menaçant de *petit arthritisme* que je m'attache à décrire ;

3º Pratiquement, le régime mixte étant le régime usuel, et dans le régime usuel les seules erreurs quotidiennement commises portant sur la quantité, la qualité et la préparation des substances albuminoïdes d'origine animale, il n'y a lieu de tenir compte que de l'alimentation carnée ;

4º L'alcool, sous toutes ses formes, est dangereux ;

5º Le vin n'est pas nuisible, s'il est de bonne qualité et pris en quantité modérée et adaptée au genre de vie ;

6º Le café et le thé sont des boissons agréables dont la stimulation doit être surveillée. La kola, la coca, le maté ne sont autre chose que des médicaments exceptionnels et non point des aliments d'épargne.

Il reste à parler de l'alimentation dans ses rapports avec l'activité. Ces deux fonctions, en effet, sont unies par un lien si serré qu'on ne peut les étudier l'une sans l'autre. Un exercice bien combiné diminue considérablement la mauvaise influence d'erreurs alimentaires, même répétées. Au contraire, le défaut d'exercice, en restreignant la vitalité des organes, suffit à rendre impropre et même dangereuse une alimentation non excessive en soi.

L'ACTIVITÉ

Lorsqu'en parlant de quelqu'un, on dit de lui :
« C'est un sédentaire », tout le monde croit
comprendre ce que cela signifie. S'il fallait cependant donner de ce mot une définition précise, elle
serait malaisée ; toujours parce qu'il s'agit d'êtres
vivants qui n'ont guère de commune mesure et
entre lesquels il serait illusoire de vouloir instituer
une moyenne générale.

Les exercices professionnels, celui du banquier
piétinant sous les colonnes de la Bourse, celui du
médecin grimpant des étages, celui de l'homme
politique ou de l'homme d'affaires qui s'agitent
plus ou moins dans un cercle toujours semblable,
celui de l'homme du monde se rendant à ses occupations et plus souvent à ses plaisirs, ces exercices-
là ne sont que des fantômes d'activité. Ils ne mettent en jeu que les mêmes groupes de muscles ; ils
ne nécessitent qu'un travail modéré, régulier,
n'éveillent pas l'organisme assoupi et ne peuvent

avoir sur la respiration et la circulation que des effets modificateurs insuffisants ou nuls. La promenade elle-même lente et en terrain plat, agit un peu sur le rythme, mais n'agit pas sur l'ampleur respiratoire. C'est un mouvement presque entièrement passif ; évidemment, les personnes qui s'y livrent ne perdent pas leur temps, mais comme les précédentes, elles ne font guère que se donner à elles-mêmes l'illusion du mouvement.

Au contraire, l'allure rapide, non fatigante pourtant est un modificateur tellement énergique qu'aucun mouvement artificiel, si bien réglé soit-il, ne peut prétendre à activer comme elle la circulation et à produire une suroxygénation durable des tissus, et cela sans dommage. Il en résulte sur la nutrition générale des effets accélérateurs infiniment plus complets que ceux de toutes les médications augmentées de tous les régimes. Le violent coup de pompe des muscles en plein travail exprime le sang veineux, avale le sang artériel et levant les barrages qui gênent la poussée du cœur, permet à l'organe central des battements puissants et calmes.

L'exercice bien compris et bien exécuté est, par excellence, un régulateur. C'est grâce à lui que les matériaux fabriqués pour l'entretien de la vie et pour son dynamisme sont utilisés au fur et à mesure de leur production ; c'est grâce à lui qu'un tirage régulier s'établit dans la cheminée bien ventilée.

Quand la respiration ralentit son rythme et surtout
son ampleur, les respirateurs superficiels travaillent seuls et les alvéoles se déplissent mal. Quoique
cette vitesse et cette course réduites restreignent
dans le même sens l'effort circulatoire, le cœur
fournit encore trop de sang et un tiers environ de
la masse n'est pas oxygénée. Les globules rouges,
épuisant leurs affinités électives, voient compromettre leur soif d'air. L'ardent besoin d'ouvrir
et de gonfler la poitrine, de la dilater largement
aux souffles du plein vent, ne se produit jamais
dans ce morne foyer. La musculature générale
soustraite aux massages que lui imposent des contractions répétées et puissantes, brûle incomplètement le glycogène en surcroît que le sang lui
apporte. Les excrétas, les déchets de toutes sortes
sont repris par le sang, qui pourtant n'en veut pas.
Leur masse inutilisée encombre l'organisme en
attendant qu'elle l'empoisonne, ou s'emploie, sans
gaîté, à fabriquer une graisse inutile.

Donc, sont exposés à des désagréments et même
à des dangers, ceux dont toute l'activité se borne
à des exercices professionnels auxquels manquent
toujours la durée et l'ampleur. Ici, le procès des
femmes est à refaire avant celui des hommes.
L'homme s'agite toujours un peu, souvent sans
grand profit, mais enfin il s'agite ; tandis qu'il est,
parmi les femmes du monde, des esclaves volon-

taires qui ne remuent jamais. Les migraines, les dyspepsies atones, les chutes viscérales, l'obésité de la quarantaine ne ménagent guère celles qui confondent le mouvement sur place avec l'activité et la conversation avec l'exercice. Si elles savaient combien est funeste à leur élégance et à leur charme l'inaction où elles se complaisent, elles accepteraient plus volontiers l'effort léger qu'on leur conseille. Il est vrai de dire à leur décharge qu'elles l'ont quelquefois essayé, cet effort, et alors s'en sont trouvées si mal, qu'elles n'ont plus envie de recommencer.

C'est qu'il ne faut pas débuter par l'effort. L'arthritique vrai est incapable de l'accomplir et l'arthritique en puissance le supporte très mal. Il ne peut en être autrement. Secouant des masses musculaires sommeillant dans la graisse, l'effort accidentel précipite dans tout l'organisme comme un mascaret inconnu. Résidus oubliés dans les coins, vieilles cellules mortes soudainement balayées, toute cette mobilisation brusque surprend le laboratoire chargé de la détruire. Les acides de fatigue se produisent en extrême abondance ; une douloureuse courbature raidit le tronc et les membres ; souvent un peu de fièvre de résorption éclate et, saluée du nom de grippe, alite pour quelques jours le patient sidéré. Jamais il ne renouvelle la tentative et il a tort. D'abord parce qu'elle fut excessive et qu'on ne juge pas sur une erreur ; ensuite et surtout — il faut bien le comprendre — toute cette vase qui remonte à la surface, c'est l'arthritisme lui-même. Elle est à la fois un reste, celui des apports excessifs, et un résidu, celui des combustions incomplètes. Elle est en un mot tout ce qui obstrue, la carapace, la gangue et presque le linceul.

De plus, l'inactif est obligatoirement un confiné. Il passe la majeure partie de son temps dans un appartement clos et chauffé dont l'oxygène ne visite jamais les angles obscurs. On peut poser en principe que les gens vivant ainsi ne respirent pas une seule fois à fond en vingt-quatre heures. Ajoutons enfin que la plupart du temps ces muscles qui ne font rien appartiennent à des cerveaux qui travaillent. Or, le système nerveux est le maître de l'heure. C'est lui qui met en marche, dirige et coordonne. Parfaitement, dira-t-on, mais ce rôle est rempli par cette partie du système nerveux qui comprend le bulbe, la moelle, le plexus. Entre cette partie et le cerveau il y a quasi opposition. Le cerveau est le centre des actes conscients, réfléchis, volontaires ; eux, sont les centres des actes inconscients, réflexes, involontaires. Oui, seulement le système nerveux, dans son ensemble, brûle un charbon spécial, un charbon phosphoré, dont la quantité est limitée. Si le cerveau prend tout pour lui, il ne reste rien pour le bulbe, la moelle et les plexus, et la nutrition se trouve viciée dans son point de départ même, parce qu'une partie de l'axe nerveux est surmenée, tandis que l'autre est négligée.

Alors, on voit ce surmenage constituer assez rapidement une sorte de neurasthénie particulière, neurasthénie d'intoxication plus que d'épuisement, plus médullaire que cérébrale. L'impotence organique domine beaucoup l'impotence cérébrale. Les facultés restent intactes. Quelquefois même elles sont plus animées, plus vibrantes. Et cela s'explique : le cerveau, seul organe, dont la nutrition se fasse à peu près, demeuré énergique et puissant, couronne un corps vétuste et malingre.

L'équilibre ainsi détruit ne se rétablit jamais.

◦ ◦ ◦

On peut conclure de cet exposé :

Arriveront au petit arthritisme tous ceux qui, mangeant trop bien et se remuant trop peu, offrent cependant une certaine résistance, soit qu'ils la puisent dans leur constitution, soit qu'ils ne poussent jamais à l'excès les défauts responsables.

Sombrent au grand arthritisme, confirmé par les manifestations éclatantes de la goutte, de l'obésité, du diabète, etc., ceux qui cultivent toutes les fautes et toutes les imprudences sur un terrain moins solide. Les premiers, essentiellement curables,

s'occupent rarement d'un état qui les gêne peu, et
que, d'ailleurs, ils jugent normal. Les seconds se
décident à se soigner, non pas quand la raison les
y engage, mais quand la douleur les y force.
L'homme ne meurt pas, il se tue. Paradoxe exaspéré,
mais frappant. L'auteur connaissait son monde, il
avait bien des fois jeté les yeux autour de lui, vu
s'agiter la poussière humaine et murmuré sur elle :
« Que de gestes inutiles, comme on pourrait mieux
faire! »

ASPECTS DE L'ARTHRITISME

I

L'HOMME du monde est très observateur, par distraction et par besoin ; on pourrait presque dire par nécessité de métier. Car, en somme, l'habile exercice de cette faculté vaut comme un précieux moyen d'attaque et de défense, sur un champ de bataille difficile. Mais observer sans juger n'est guère intéressant. Pour juger, il faut un point de repère ; et le point de repère le plus commode reste soi-même.

En général, l'homme du monde ne perd pas son temps à apprécier la valeur intellectuelle, ou à examiner la valeur morale. Il est, sur ce point-là, comme nous le sommes tous, parfaitement convaincu de sa supériorité écrasante. La seule chose qui l'intéresse est la valeur physique, l'état de la conservation, les apparences d'une bonne ou d'une mauvaise santé. Discerner ce que vaut une santé étrangère par rapport à la nôtre, voilà un genre d'investigations dont l'attraction sans cesse renouvelée possède un charme inconnu. Etude sommaire et forcément incomplète, car elle ne s'assied que sur des apparences, elle permet cependant des comparaisons qui sont souvent flatteuses, bien que la plus légère des philosophies y trouvât matière à réflexions pénibles. Car au fond, ce besoin de comparaison qui nous assiège est fait tout entier d'une idée endormie mais vivante que le trappiste ponctue de son refrain cruel : « Frère, il faut mourir » et que, nous taisons, que nous taisons sans l'oublier jamais.

Comparons donc, puisqu'il faut comparer. Et afin de bien choisir nos termes essentiels, nous ne chercherons pas à juger nos voisins dans les circonstances exceptionnelles où la galerie et la postérité leur demandent de poser pour elles. Mais dans quelqu'une de ces circonstances banales où d'ordinaire on ne plastronne pas. Asseyons-les autour d'une table bien servie et attendons un peu que « la chaleur du banquet soit communicative ».

o o o

Votre voisin de droite est un homme satisfait de lui-même. Cela se voit du premier coup. De haute taille et de large envergure, il a le teint floride, la mine heureuse et la mâchoire active. Sa conver-

sation manque de variété plus que d'entrain, car
elle est toute entière un dithyrambe à son honneur.
A l'entendre, il peut chasser toute une journée
sans la moindre fatigue ; il ne manque jamais l'occasion d'un bon repas ; ne mesure ni le vin qu'il
boit ni le rôti qu'il mange ; en un mot, joue sur
tous les théâtres le rôle d'un jeune premier empressé
et actif. D'ailleurs, il le répète avec une insistance
orgueilleuse, il ignore la médecine aussi bien que
les médecins. Tout en lui répondant du mieux possible, ce qui est difficile, car il parle beaucoup, vous
ne pouvez vous empêcher d'admirer cette confiance
heureuse qui semble si sûre d'elle. Et vous vous
levez de table avec la conviction que ce quinquagénaire est véritablement un homme bien portant.

Au fumoir, la scène change ; la langue s'empâte,
les yeux se ternissent et un médecin remarquerait
avec quelle facilité ce colosse bien portant s'endort
derrière son cigare. Il serait frappé de la lourdeur,
de l'invincibilité de ce sommeil, au cours duquel
la tête balancée par saccades tombe pesamment
sur le gilet. Il est bien tendu ce gilet, et si l'endroit
le permettait, il serait depuis longtemps largement
ouvert sur le ballonnement du ventre en liberté.
Et puis, savez-vous pourquoi le visage est violacé,
pourquoi un peu de salive orne le coin des lèvres,
pourquoi encore l'une des jambes, laborieusement
croisée sur l'autre, est animée de mouvements pen-

dulaires, si bien isochrones au rhytme du cœur qu'on peut y lire les soubresauts qu'une respiration gênée impose à l'organe?... Nous y reviendrons tout à l'heure.

o o o

Votre voisin de gauche fait avec ce bon vivant un singulier contraste. Petit homme, maigre et sec, au cheveu rare, au teint parcheminé et dont les sclérotiques se strient de pigments jaunâtres, il paraît bien avoir le moral de son physique : un homme triste dans un corps usagé. Ne cherchant pas le moins du monde à faire étalage de sa santé, il a commencé par s'assurer les bonnes grâces d'un estomac qu'il sait récalcitrant en absorbant au préalable six gouttes d'un élixir rosé, soigneusement comptées dans un quart de verre d'eau. Il semble même qu'à la fin du potage, un cachet ait suivi l'élixir. Il mange peu, il boit moins ; aucune chaleur ne lui monte à la tête ; ses joues n'animent pas leur pâleur et ses temporales flexueuses n'accentuent pas leurs sinuosités sur son front sans capitonnage. On ne l'aperçoit point au fumoir ; mais à peine sorti de table, il se livre dans la galerie à une promenade dont la régularité ne peut tenir du hasard, et il est hors de doute qu'il accomplit là les rites d'une cérémonie indispensable, et méticuleusement réglée... Nous le laisserons marcher.

En face de vous est assise une jeune femme dont l'attitude semble une énigme. Tantôt d'une folle exhubérance, s'agitant, causant fort, comme si elle avait dessein de s'étourdir... tantôt au contraire, inattentive, livrée à d'inquiétants silences, évidemment oublieuse et de l'heure et du lieu... Elle repart, rit, parle, s'agite, joue avec son couteau d'argent, et soudain se tait de nouveau. C'est qu'elle vient de voir son image dans ce miroir improvisé et qu'elle a distingué les marques de couperose qui déshonorent sa joue sous le fard dérangé. En tout autre endroit, un peu de poudre de riz réparerait vite le dommage. Ici, il n'y faut pas songer. Et cette légère atteinte à son charme lui cause une véritable angoisse que l'expression des traits trahit d'ailleurs tout aussitôt... L'émotion jointe à la lourdeur spasmodique de la digestion commencée accentue les rougeurs qui l'offusquent, et c'est tout un petit drame physiologique qui se joue devant ceux des convives à même de le comprendre. Mais ce n'est pas de l'étonnement qu'il faut ici : c'est de la pitié, car l'hyperesthésie nerveuse, dont cette intoxiquée est le jouet inconscient, se retrouve dans tous les actes simples ou compliqués de sa vie. Encore une de ces victimes qu'un arthritisme ignoré conduit tantôt à la neurasthénie, tantôt au basedowisme, tantôt à d'autres misères, toujours à la déchéance.

8

II

Ce sont trois types d'arthritiques confirmés, en marche vers la lésion possible. Reprenons de plus près leur étude.

Et d'abord, les apparences font-elles juger que leur état soit grave? Évidemment non. Seulement, il faut se défier de ces apparences-là. L'homme du monde pratique une observation attentive mais forcément superficielle, puisque n'ayant pas de connaissances médicales, il devine mal ou pas du tout ce que renferment les flacons dont il déchiffre les étiquettes. Et puis, on finit par s'habituer à ce que l'on voit tous les jours. Personne de nous ne pleure à la nécrologie des journaux, mille fois plus navrante cependant que les malheurs imaginaires des héros de théâtre auxquels nous réservons nos larmes. On fait facilement la part des choses ; on sait que le temps dépose sa rouille sur les plus durs aciers... On salue, et l'on passe : au fond, c'est la sagesse.

De nos trois convives de tout à l'heure, le pre-

mier produit l'impression d'un pléthorique satisfait : le second, d'un bilieux, au caractère maussade ;
la troisième, d'une agitée, un peu plus peut-être
qu'on a le droit de l'être. Mais il est tant de gens
qui dorment après le dîner ; tant d'autres qui se
soignent à longueur de journée ; enfin, tant de
femmes sont nerveuses. Aucun ne semble vraiment malade, tous trois le sont pourtant à des
degrés divers.

Le premier est le plus menacé. Sa vantardise, au
reste, n'est nullement justifiée. Il confond dans
ses discours ce qu'il fut et ce qu'il est. Seulement,
il est doué d'un caractère heureux ; il est de ces
favorisés qui ne s'alarment point. A tous les aver-
tissements que la nature lui prodigue, il répond
s'il les comprend : « Allons de l'avant... nous verrons bien ! » Au cours de ses fameuses parties de
chasse, marche-t-il un peu vite? Il s'essouffle. Le
vent lui souffle-t-il au visage, la pente est-elle trop
raide? Il s'essouffle encore. Sa vigueur, en effet,
est bien plus apparente que réelle. Mais le passage
de la force à la faiblesse ne s'effectue pas avec brusquerie. La nature n'aime pas les sauts et emploie
volontiers les procédés de douceur, comme si elle
voulait laisser le temps de la résipiscence à ceux
de ses enfants qu'elle doit frapper à regret. Aussi,
pour découvrir les points faibles, le ver rongeur
caché dans la solive du chêne, faudrait-il des

recherches précises, des analyses exactes, des examens méthodiques, toutes choses auxquelles cet homme bien portant ne songe même pas à se soumettre. Il est hypertendu ; il n'en sait rien. Son cœur va fléchir ; il n'en sait rien encore. Comment le saurait-il? Puisqu'il a toujours bon appétit... puisqu'il ne sent même pas que son estomac travaille... puisqu'en frappant deux ou trois larges coups sur son thorax sonore, il crie:« le coffre est bon ! » et que rien ne proteste. Le fonctionnement intestinal est parfait comme le reste, les selles à peu près régulières et toujours abondantes, trop abondantes, dirait un médecin, comme elles le sont toujours au cas d'une surcharge alimentaire continuelle. A part quelques poussées hémorroïdales insignifiantes, quelques lourdeurs de tête, vraiment peu compromettantes, tout marche au mieux.

Et cependant, Guy Patin, Bordeu ou Broussais auraient saigné ce gaillard-là au moins deux fois par an. Lui l'eût trouvé fort bien ; la mode était ainsi ; il eût suivi la mode. Peut-être eût-elle empêché quelque chose, peut-être n'eût-elle rien empêché. Toujours est-il qu'un beau jour, à la suite d'un dîner trop copieux ou d'un excès quelconque, le dénouement survient, sous forme d'une bonne attaque de goutte — si les soupapes ont le temps de s'ouvrir — sous forme de congestion cérébrale

ou pulmonaire — si elles ne fonctionnent pas —
un coup de sang, quoi !

⟡ ⟡ ⟡

Le second est un de ces pots fêlés auxquels leur
fragilité vaut tant de ménagements qu'on ne les
casse presque jamais. Sa constitution est peu
robuste ; mais il le sait ; et ce n'est pas lui qui la
compromettra. Le hasard, exclu de sa vie, ne peut
y entrer, même par une porte basse. Type de l'arthritique maigre, l'arthritique à petite santé, aussi
fréquent pour le moins que l'arthritique exhubé-
rant, ne vit sans désagrément qu'à des conditions
qu'il connaît parfaitement, ni imprévu, ni imprudence. Menant une existence réglée où le repas et
l'exercice sont savamment dosés, il passe son temps
à étudier tout ce qu'il ressent et à comparer aujour-
d'hui à hier. L'hérédité joue chez lui un rôle important. Tout enfant, des éruptions d'acné désho-
norèrent son visage ; des eczémas s'installèrent
partout où ils purent, aux plis des membres, aux
aines, aux aisselles. Sans en rechercher les causes,
on en combattit les effets. Victorieusement, à la
Pyrrhus, on obligea à disparaître — la vieille médecine disait : à rentrer — quelque éruption imper-
tinente dont la persistence eût soulagé les voies
d'élimination naturelles. Tous les déchets de la
vie cellulaire repassèrent nécessairement par le

rein, lequel n'en fut pas satisfait et vingt-cinq ans
plus tard se chargea de le prouver. Néanmoins
l'adolescence et la jeunesse s'écoulèrent à peu près
sans encombre. La tare n'était pas assez lourde
pour mettre arrêt à une vitalité qui se trouvait
alors dans toute son ampleur. Brusquement, aux
environs de la quarantaine, l'estomac fléchit ; la
dyspepsie nervo-motrice apparut avec son cortège
de signes habituels : migraines, flatulences, constipation. L'auto-intoxication d'origine alimentaire
s'installa derrière elle, et l'arthritisme acquis vint
renforcer l'arthritisme héréditaire jusqu'alors sommeillant. Heureusement, ce malade était un atten-
tif. Il comprit ce qui le menaçait, et depuis ce moment, s'observant avec une minutie toujours en
éveil, il ne fait pas un geste dont il n'ait mesuré la
portée. Chez les personnes de ce tempérament,
l'arthritisme développe infailliblement la tendance
aux scléroses. Evidemment, les scléroses, surtout
la sclérose artérielle, continueront leurs progrès ;
mais ces progrès seront lents, presque impercep-
tibles d'une année à l'autre. D'ailleurs, à mesure
qu'ils se dénonceront, le malade accommodera sa
vie aux nécessités nouvelles que les circonstances
lui imposeront ; de sorte qu'il n'est pas rare de
voir cet arthritisme-là arriver aux derniers confins
de la vieillesse. Vieillesse pas très heureuse, toujours menacée, souvent troublée ; c'est entendu ;

mais vieillesse tout de même, et beaucoup s'en contentent.

On peut dire que le seul danger réel couru par ces malades est de voir l'étude incessante d'eux-mêmes à laquelle ils se vouent, avoir finalement raison des résistances de leur système nerveux. Ils verseraient alors dans la neurasthénie. Mais mettant à profit leurs facultés d'adaptation singulières, beaucoup la côtoient sans y choir. Ce qui ne veut pas dire qu'ils soient amusants pour eux-mêmes et pour les autres. Toutes leurs facultés sont concentrées sur l'unique objet de leur conversation. Tout ce qui, de près ou de loin, ne se rapporte pas à eux-mêmes, les indiffère profondément. Et détestant les émotions morales au même titre que les excès physiques, ils font accomplir à leur petit esquif des traversées plus longues que celles des grands navires.

◦ ◦ ◦

Nous arrivons enfin à notre troisième figure. Elle est le type un peu poussé d'une forme que l'arthritisme revêt très souvent chez la femme à l'âge moyen de la vie. Cette forme est, en général, peu menaçante ; si quelques sacrifices, assez difficilement consentis, il est vrai, l'empêchent à temps de s'exaspérer ; mais elle est toujours désagréable ; car elle compromet singulièrement cette recherche d'esthétisme à laquelle les femmes du monde dévouent leurs soins complaisants.

L'hérédité de la femme n'est pas semblable à celle de l'homme. Ses mœurs, ses habitudes ne furent jamais les mêmes. Son genre de vie l'exposa moins dans le passé et l'expose encore moins dans le présent aux maladies évitables. Sa sentimentalité religieuse ou psychique la défend contre les promiscuités auxquelles l'homme se résout facilement, sans plus se soucier de sa santé physique qu'il ne se soucie de sa santé morale. Il en résulte que si l'homme et la femme subissent un atavisme de même sens, cet atavisme est infiniment moins pesant chez la femme. Or, l'influence du sexe dévie encore cet atavisme. (Je ne me sers pas ici du mot : hérédité, plus spécialement réservé aux imprégnations directes reçues des proches ascendants.) Elle le dévie vers le côté toujours prédominant chez la femme : le côté nerveux. On peut en conclure que l'arthritisme féminin sera surtout du neuro-arthritisme et c'est, en vérité, ce qui a eu lieu le plus souvent. Les femmes sont quelquefois goutteuses, calculeuses, lithiasiques... mais quelquefois seulement. Elles sont légion au contraire dans le département de l'arthritisme où les troubles du système nerveux commandent en maîtres. La femme arthritique est la plupart du temps obèse, herpétique, sujette aux affections de la peau, tourmentée par des prurits rebelles, incommodée par des tics, des mouvements convulsifs, des tremblements, enfin très souvent atteinte de cette neurasthénie spéciale que l'on pourrait appeler : la neurasthénie de la ménopause.

En recherchant dans l'existence antérieure de notre malade actuelle, les découvertes que nous ferions confirmeraient sans doute cette manière de voir. Voici, en quelques mots, ce que nous trouverions :

Une enfance agitée ; des convulsions fréquentes ; une puberté pénible ; intertrigos ; eczémas, leucorrhée, soulignant une menstruation irrégulière et douloureuse ; un rhume des foins compliquant tous les ans une rhinopharyngite rarement endormie ; peut-être, avant vingt ans, une poussée de rhumatisme articulaire aigu ou plutôt subaigu, laissant à tous les changements de temps et de saison de vagues douleurs articulaires ou musculaires. Survient le mariage qu'accompagne sa suite ordinaire. La première grossesse semble s'installer avec difficulté ; mais à partir du troisième mois, rien ne la trouble plus. La fillette chétive et souffreteuse devient, en quelques semaines, une femme de belle allure, débordante d'entrain et de vitalité. Les autres grossesses, s'il en vient, sont encore plus florissantes que la première. Mais bientôt, la force des impressions reçues s'épuise : les tares oubliées se font jour à nouveau. Au voisinage de la quarantaine, quelques incidents apparaissent qui vont en s'aggravant : troubles digestifs, prétextes d'une constipation opiniâtre et d'ailleurs toujours combattue ; migraines, le plus souvent accompagnées de scotomes ; un peu d'œdème des chevilles traduisant moins la faiblesse du cœur que la persistance de la stase dans des veines dilatées. Puis le niveau s'établit ; en dix ans, quinze ans peut-être, peu de nouveautés surgissent, à part toutefois ces tics désagréables, que rien ne fait disparaître, et qui demeurent avec l'obésité, la seule signature apparente de l'arthritisme confirmé.

III

Il est évident qu'entre ces trois exemples choisis volontairement extrêmes, toutes les variations sont permises. Les caractères et les signes que ces types représentent peuvent demeurer isolés comme ils peuvent aussi s'associer chez le même sujet. Mais, quelles que soient les modifications subies, il est rare que les physionomies originelles soient suffisamment troublées pour qu'on ne discerne pas à première vue l'arthritisme gras de l'arthritisme maigre ou de l'arthritisme nerveux. Peu à peu, les tendances latentes s'affirment ; l'évolution se fait vers l'un des aboutissants ordinaires de l'arthritisme confirmé : la goutte et l'obésité pour le premier ; l'artério-sclérose et les diverses lithiases pour le second ; le goître exophtalmique, l'entéro-colite pour la troisième.

DEUXIÈME PARTIE

TRAITEMENT

I

COMME je le disais au début, l'homme ne s'est jamais qu'imparfaitement résigné à la maladie et à la mort, et ce n'est pas d'aujourd'hui qu'épouvanté par elles, il met tout en œuvre pour leur échapper. Les nations qui furent tour à tour les nations conductrices : les premières civilisations de l'Inde dont le flambeau vacillant est resté mystérieux ; celles moins connues encore des Chinois ; celle si lumineuses des Arabes ; en passant par les Assyriens, les Egyptiens, les Grecs, toutes comptant pour rien les forces naturelles qu'elles ne connaissaient guère, ont professé une médecine sacrée, sœur de leurs religions impérieuses et barbares, mystique, imprécise et voilée comme ces religions mêmes. Incapable de comprendre et néanmoins voulant tout expliquer, comme un oiseau dans la tourmente, l'homme se confiait au mystère et se laissait emporter par lui. Et le mystère régnait en monarque absolu. Au delà des simples horizons que les sens pouvaient embrasser, tout était nouveauté et toute nouveauté était inconnaissable. Jouet des forces aveugles qu'il ne pénétrait pas, l'homme n'avait qu'à regarder autour de lui pour acquérir la certitude qu'une sorte de vie surnaturelle s'agitait au-dessus de sa vie naturelle, tantôt pour la protéger, tantôt pour la détruire. Les plus étranges pratiques naquirent de cette idée. Tout ce qui confine à la sorcellerie, à la magie, à l'hermétisme, tout ce qui semble puissant parce qu'il est inconnu, tout ce qui est, non pas certain, non pas probable, mais simplement possible, tout ce qui peut être inventé par des imaginations surexcitées pour lesquelles chaque plante, chaque animal, chaque rocher même recélaient une arcane, s'animait d'un souffle, s'enveloppait d'un symbole qu'il suffisait de comprendre et d'extraire, tout cela fut considéré comme créé par les dieux dans l'unique but de profiter à l'homme à condition qu'il sût l'asservir à ses lois. Et l'homme de bonne volonté, s'il manqua aux succès, ne manqua guère aux tentatives. Traditions et légendes, les unes gracieuses et les autres puériles, s'entremêlèrent dans un inextricable fouillis, mais pendant bien des siècles, le vaste univers, pourtant interrogé de toutes parts, ne répondit qu'en resserrant ses voiles.

◦ ◦ ◦

Parmi ces traditions, ces légendes, il en est une confuse, mais persistante, que l'humanité n'a jamais oubliée, et que toutes les religions, tous les peuples ont retrouvée dans leurs berceaux, celle de la longévité extraordinaire de l'homme aux premiers temps du monde. Expliquée de diverses manières, elle ne le fut jamais si bien que par les médecins arabes contemporains de la conquête. D'après eux, deux arbres assez gros poussaient côte à côte au Paradis terrestre. L'un était l'arbre trop fameux de la science ; l'autre, moins connu mais plus précieux encore, était l'arbre de vie. Lorsque Ève sortit de l'Eden, sous l'épée flamboyante, elle emportait, caché dans sa chevelure blonde, un rameau de l'arbre divin. En dépit des soins qu'il reçut, ce rameau s'enracina mal sur la terre désormais hostile que foulaient nos premiers parents. Il survécut, néanmoins, peu prospère, et malgré sa langueur, tant que les hommes purent, de temps à autre, dormir quelques instants à son ombre à fragile, ils ne mouraient pas ou bien mouraient si vieux qu'ils ne se souvenaient plus et ne regrettaient rien. Bientôt, les familles se faisant de plus en plus nombreuses, se dispersèrent. Adam, puis Enoch, puis Mathusalem lui-même disparurent. Eloignement ou insouciance, leurs descendants ne revinrent pas. L'humanité oublia l'arbuste perdu quelque part dans les plaines et les bois, et les hommes aussitôt se mirent à mourir jeunes.

La tradition sacrée ne se perdit pas tout à fait. Un habile médecin du dizième siècle, Rhazès, qui dirigeait les importants hôpitaux de Bagdad et de Djondischabour, la retrouva dans de très vieux auteurs. Il ne craignit point de se mettre en route, à un âge avancé et visita minutieusement la contrée située entre le Tigre et l'Euphrate, dans laquelle, vraisemblablement, Adam avait dû planter l'arbuste mystérieux. Après dix ans de recherches, l'arbuste fut découvert et reconnu à des signes non douteux. Malheureusement, cinquante siècles d'existence lui avaient ôté le pouvoir d'empêcher la mort, et laissé seulement celui de prolonger la vie. C'était bien quelque chose et il est incontestable que l'eau de Rhazès permit au calife Almanzor de vivre jusqu'à cent trente ans et à Rhazès lui-même d'en atteindre deux cents. Survinrent les Turcs et les Mongols. L'Asie fut ravagée et le secret perdu. Toutefois, vers le milieu du seizième siècle, alors que Venise, dominatrice des mers, apportait parcimonieusement aux marchands orientaux tous les épices de l'Orient inconnu, des savants considérables crurent retrouver l'arbre divin, sous les espèces alors peu répandues du cinnamone, du mirobolant et du bois de Paradis ; les tentatives qui furent faites ne donnèrent que des résultats incertains. Mais on ne perdit pas l'espoir d'emprunter aux végétaux le secret de leur longévité. Lorsque parut le quinquina, un savant jésuite fit d'une pierre deux coups en démontrant péremptoirement que le quinquina n'était autre que l'arbre tant cherché et que, d'ailleurs, nul autre que Noé n'avait pu le porter là-bas. Ainsi se trouvaient expliqués les bienfaisants effets de l'écorce nouvelle et le peuplement jusque-là discuté d'un continent surnuméraire. Plus tard, le dix-huitième siècle manifesta pour le camphre l'enthousiasme que le dix-septième avait manifesté pour la cannelle et le giroflier. Il n'y a pas trente ans et de nos jours encore, d'adroits prospectus attribuent aux kolas, cocas, matés, et autres ibogaïnes des vertus régénératrices scientifiquement colorées.

Il serait trop long de parler des emprunts que cet ordre d'idées fit au règne animal. Le cerf et sa corne, l'écrevisse et ses yeux, la salamandre, le phénix furent mis à contribution, tour à tour. Mais aucune destinée ne fut aussi heureuse que celle de la vipère, et pendant de longs siècles, le venin de vipère, l'huile essentielle de vipère, et le sel volatil de vipère jouirent d'une réputation qui ne semble pas méritée, bien que le serpent en changeant de peau se refasse évidemment une jeunesse nouvelle.

De même, le règne minéral fut très exploité. L'or, l'argent et le mobile mercure, l'orpiment, au nom bizarre, le réalgar, au nom sonore, fournirent de précieux élixirs d'émeraude, de rubis, de topaze qui, enfermés en de minuscules flacons de cristal à facettes, mettaient leur tache étincelante dans l'ombre des laboratoires. Ces élixirs étaient bons sans être parfaits ; aussi, Nicolas Flamel, Paracelse, Arnaud de Villeneuve recommandaient de ne s'en servir qu'à bon escient. Ils leur durent cependant, parmi de notables succès, quelques cures merveilleuses.

Éclipsés du reste pendant quelques siècles, ils ont de nos jours retrouvé toute leur vogue. Dirai-je qu'en même temps ils ont retrouvé leur mystère. Qu'est-ce en vérité que cette radio-activité dont tout le monde parle à l'aventure? Et qui ne l'aperçoit pas comme une de ces fées lointaines et prestigieuses dont nos ancêtres faisaient les dispensatrices, tantôt bonnes, tantôt mauvaises, des forces naturelles qu'ils voyaient et ne comprenaient pas. Et les ferments métalliques ne ressuscitent-ils pas, pour le plus grand bien de nos malades, cette âme mystique et profonde que Raymond Lulle et Arnaud de Villeneuve ont aperçue tant de fois flotter sur leurs cornues? Et les recherches toutes contemporaines sur les mutations de la matière, la transformation directe du radium en hélium, celle de l'azote en néon, ne sont-elles pas la meilleure preuve que les grands alchimistes n'erraient pas autant qu'on l'a cru lorsqu'ils s'acharnaient fiévreusement à faire de l'or avec du plomb. Peut-être leur seul tort fut-il de porter des ambitions que leurs pauvres moyens trahissaient à chaque heure, et d'avoir, de plus de cinq cents ans, devancé la science de leur temps.

Les astrologues entrèrent dans l'arène à leur tour et, du premier coup, découvrirent des vérités éclatantes. Ils posèrent en axiome que l'homme, microcosme doit avoir son équivalent dans le monde macrocosme dont il est une image réduite, mais complète. Il s'agit simplement d'établir la concordance, de surprendre au ciel l'astre responsable, de s'emparer de ses rayons et de les enfermer dans un étui, un chaton, un écrin, quelque bijou richement ciselé qui se portât'au cou, au doigt ou dans la poche. Les plus grands personnages employèrent ces moyens chers mais recommandables. Henri II avait sur lui de l'or astral quand il fut tué par Montgomery. Longtemps, au sommet de la tour étrange que l'on voit encore rue de Viarmes, Catherine de Médicis essaya de capter son étoile, et la Galigaï, si une mort imprévue ne l'eût interrompue, eût certainement réussi à mettre le soleil en bouteilles. Il est vrai qu'on courait le risque de se tromper d'étoile et d'immortaliser quelqu'un de ses voisins à la place de soi-même ; mais, si singulière que semble la méthode, ceux-là seuls ont le droit d'en sourire qui ne croient pas aux talismans.

Cette énumération serait incomplète si l'on n'y ajoutait la remarquable découverte de Léonardi d'Arezzo, qui trouva un moyen sûr de prolonger son existence en cohabitant de très près avec une momie égyptienne. D'autres, se plaçant à un point de vue un peu différent, vantèrent davantage encore la fréquentation des vivants, pourvu que ces vivants, qui, d'ailleurs, étaient des vivantes, fussent convenablement choisies et aptes au but proposé. Ceux-ci pouvaient s'autoriser de références sérieuses en se reportant à la Bible. On lit, en effet, au Livre des Rois, que les serviteurs de David, voyant leur maître glacé par l'âge, imaginèrent pour le réchauffer de lui donner la compagnie nocturne de la très belle et très jeune Abisag de Sunam. Vierge elle entra au lit du roi, et vierge elle en sortit ; ce qui prouve, étant donné le tempérament bien connu de David, qu'il était vraiment temps d'employer le remède. Les empereurs romains s'en servirent à l'imitation de David, avec plus ou moins de bonheur. Parmi eux, on peut citer Tibère et Constance Chlore. Plus près de nous, Hufeland nous rapporte des histoires analogues concernant Tycho-Brahé et certain margrave du Rhin dont la décrépitude et l'envie de vivre étaient si grandes, qu'on dût pour lui doubler la dose. Non sans danger d'ailleurs, car Hufeland ajoute qu'il fallut, au bout de quelques jours, ou plutôt de quelques nuits, le priver de ses trop rajeunissantes compagnes, de peur de le tuer tout à fait.

Je ne fais que mentionner l'eau de vertu des vierges et l'eau fétide des sages, lesquelles, obtenues par des procédés aussi bizarres que malpropres, à en croire Cohansen, trouvaient cependant d'innombrables acheteurs.

o o o

Aujourd'hui, nous feuilletons en souriant les vieux livres qui énumèrent sérieusement ces pratiques. Nous nous demandons quelle pouvait être la mentalité du peuple lorsque son élite intellectuelle s'occupait d'absurdités semblables. Trop d'ironie n'est pas de saison. Evidemment, nos méthodes sont plus rationnelles. Mais qui peut dire ce qu'elles deviendront à la lumière des temps nouveaux, lorsqu'un siècle de plus seulement aura assis la science. Il ne faut pas oublier l'inconnu qui

persiste. Si loin que nous remontions dans les
causes, nous ne sommes pas encore parvenus à la
cause. Nous faisons la carte du monde et nous n'en
connaissons que de très petits côtés. Un bouleversement peut se produire et de ce bouleversement
auquel la biologie échapperait moins que toute
autre science, un nouvel « art de vivre » peut
surgir.

Comme il est très probable que cet art-là ne sera
pas pour nous, il nous faut employer celui de notre
époque, il nous faut le déblayer plutôt, car, à vrai
dire, il est assez confus ; il nous faut enfin bien définir le but que nous voulons atteindre. De même
que nos ancêtres, nous apprécions à sa valeur le
droit de vivre vieux : pas plus qu'eux, nous ne
reculons devant les moyens. Et tous les moyens
seront bons s'ils sont scientifiquement habillés.
Voici, en général, comment les choses se passent :
chaque année, 700 à 750.000 personnes meurent
sur le sol de France. Cela correspond au moins
à du 22 pour cent. Or, en certains pays de l'Europe,
en particulier dans les pays du Nord, cette proportion s'abaisse à 15 pour cent. Donc, 7 pour cent
sont des morts évitables. Si l'on fait la part de la
mortalité du premier âge encore trop élevée chez
nous, il n'en reste pas moins que 150.000 personnes
environ meurent tous les ans, qui pourraient ne
pas mourir. Hé bien, sur cet énorme chiffre, une

grosse part de responsabilité incombe à l'arthritisme, considéré naguère encore comme une tare conservatrice et qu'il faut juger aujourd'hui avec plus de raison le procurateur de la maladie et l'appariteur de la mort.

Il nous reste donc à parler des divers traitements employés contre lui, à résumer succinctement les diverses méthodes tour à tour préconisées, abandonnées, reprises et qui, sous des noms et des formules nouvelles, ne font guère que reproduire l'effort de tous nos devanciers. Lorsque la maladie elle-même manque de caractères très nets, on conçoit aisément que les traitements puissent varier et que chacun préconise la pratique qui s'accommode le mieux avec sa théorie. Ce n'est qu'après de multiples tâtonnements, dans lesquels il perdit jusqu'à son nom lui-même, que l'arthritisme a fini par constituer une entité à peu près définie. Sa pathogénie une fois fixée, la thérapeutique s'est fixée elle aussi, et les ressources auxquelles elle fait appel ressortent à trois ordres de moyens, tirés des médicaments proprement dits, des agents physiques et de l'hygiène.

II

En réservant, bien entendu, les cas particuliers à la sagacité du médecin traitant, la question des médicaments ne demande point un long développement. Il n'en est pas de spécifique. Naguère, toute consultation médicale se terminait toujours par une invitation à passer chez le pharmacien. On ne comprenait pas la médecine sans le corollaire obligé des potions, des cachets, des pilules. Quoique cette façon de voir soit encore celle de beaucoup de personnes, elle perd, même dans le peuple, de son exclusivisme ; et lorsque le médecin ne dispose pas d'un médicament véritablement efficace, les gens intelligents comprennent bien qu'il s'abstienne.

Or, aucun médicament ne dispose contre l'arthritisme de vertus électives. Beaucoup, au contraire, sont utiles contre ses manifestations ou ses signes, et à vrai dire, il y a plutôt des médications que des médicaments. Chacune de ces médications correspond à des indications spéciales que seul le médecin peut définir, après avoir pesé la valeur des contre-indications, lesquelles ne sont jamais absentes. Tout se réduit donc à une question de balance et de mesure. Les prétendus fortifiants, dont la liste s'accroît tous les jours, ne sont et ne peuvent être que des stimulants d'autant plus dangereux qu'ils produisent leur action passagère en faisant appel aux forces de réserve, et en épuisant les dernières ressources d'une vitalité qu'ils veulent régénérer. Le cheval, congrûment fouetté, dont la course s'accélère, ne se ressentira point de ces coups de fouet s'il trouve à l'écurie litière et picotin. Il renouvellera facilement ses forces de réserve en se reposant et en s'alimentant. Mais l'arthritique ne peut pas compter sur une semblable réparation, lorsqu'il voudra prendre appui sur le médicament ; même si celui-ci, tout à fait bien choisi, semble lui apporter le réconfort cherché. En effet, par définition même, l'arthritique est un ralenti, si l'on préfère, un encombré, qui ne doit jamais espérer un parfait nettoyage. Le médica- ment, qu'il ait ou non produit le résultat désiré, demande toujours à être alimenté. Il ne peut par conséquent apporter qu'une surcharge nouvelle à des émonctoires déjà surmenés que ce travail supplémentaire surmènera davantage encore. Donc (il s'agit toujours de l'arthritisme en marche, qui sent autour de lui une menace et veut y résister, et non de l'arthritisme confirmé chez lequel les menaces sont réalisées, qui ne lutte plus contre un état, mais contre une ou plusieurs maladies nettement stigmatisées) englobons sans hésiter dans la même réprobation les quinquinas, kolas, cocas et alcaloïdes divers empruntés au règne végétal, déjà tant de fois condamnés ; les fers, phosphore, arsenic, empruntés au règne minéral ; surtout les extraits organiques, thyroïdiens, mammaires, surrénaux, empruntés au règne animal. Pendant longtemps, sous l'impulsion d'un médecin fameux, aujourd'hui disparu, l'idée a connu des jours de vogue. Qu'il soit administré sous forme de sel, ou sous forme d'iode organique ou même colloïdal, personne ne l'a jamais vu rendre aux artères indurées leur élasticité perdue. Médicament de longue haleine et devant être employé pendant des mois et des années, ses bons effets sur la sclérose qui n'est point spécifique, demeurent aussi incertains que son action fâcheuse sur la muqueuse de l'estomac est, au contraire, indiscutable.

Toutefois, l'activité générale de l'iode n'étant pas contestable, il s'agit simplement d'analyser la valeur de cette activité dirigée contre l'arthritisme. Par exemple, il est de notoriété vulgaire, qu'un bon rhume débarrasse l'arthritique de quelques-unes de ses misères et même pour un temps le garantit contre leur retour. Tel un feu de cheminée, en détruisant la suie, augmente la débit du tuyau. Administré à juste dose, l'iode active les sécrétions muqueuses, détermine un coryza gênant mais salutaire, gonfle l'épiderme et les épithéliums, les parsème d'inflorescences également désagréables, mais également avantageuses, en créant ainsi des voies d'élimination supplémentaires, soulage d'autant les voies habituelles. On le prescrira donc, dans la mesure qui convient, lorsque ses effets utiles paraîtront devoir l'emporter sur ses effets nuisibles.

Considérés dans leur ensemble, les médicaments ne joueront jamais chez l'arthritique le rôle de régénérateurs. Ils garderont toujours le caractère accidentel de moyens adjuvants limités quant à leurs indications, plus limités quant à leur pouvoir.

Il ne faut pas conclure de là que les médicaments n'ont pas de raison d'être. Ce serait une exagération absurde. Je dis simplement qu'on ne connaît pas à l'heure actuelle de médicaments opposables à l'arthritisme ou à l'artério-sclérose. Je dis aussi que ceux que l'on conseille, le plus souvent sur la foi des traités, peuvent être dangereux. Je les accuse de faire plus de mal que de bien aux vieillis comme aux vieillards, en augmentant, par le pouvoir de combinaison de leurs éléments moléculaires, la décalcification déjà trop hâtive des cartilages et des os. Incapables de retarder, si peu que ce soit,

les processus de déchéance, les médicaments, retrouvent des droits vis-à-vis des manifestations
accidentelles que l'on juge utile de combattre, soit
parce qu'elles sont douloureuses, soit parce qu'elles
sont menaçantes. Mais ici l'action du médecin traitant intervient seule, et c'est à lui de voir ce qu'il
doit faire. On se rappellera qu'impuissants contre
la cause, beaucoup de médicaments sont actifs
contre l'effet. Comme c'est là précisément ce qu'on
leur demande le plus souvent, il serait chimérique
de disputer à la pharmacie qui les prépare son rôle
d'indispensable auxiliaire. Mais on peut affirmer
que ce rôle diminuera singulièrement le jour où
médecin et public se seront habitués à l'idée que
nombre de maladies sont des maladies évitables,
plus faciles à prévenir qu'à guérir. Ce sera là la
science de demain.

III

A la suite de cet aperçu général sur la valeur et
l'emploi des médicaments, il convient de
dire quelques mots de l'acide lactique et des ferments lactiques. La question s'est posée et se pose
encore si bruyamment qu'on ne peut pas la passer
sous silence en dépit de sa technicité.

Guidé par des considérations théoriques spé-
cieuses et savantes, M. Metchnikoff est venu à
penser que certains composés chimiques complexes,
appartenant à la série aromatique, les indols, par
exemple, dérivés des phénols, résorbés par la circulation, étaient les agents responsables des lésions
des nerfs et des artères qui précèdent, accompagnent et poursuivent la déchéance sénile. Or, ces
phénols et ces indols existent abondamment dans
le gros intestin où ils sont élaborés par certains
microbes.

Il n'est pas douteux que les animaux privés de
gros intestin, les oiseaux, par exemple, sont doués
d'une longévité intéressante. Si on pouvait extirper

le gros intestin, l'affaire serait jugée immédiatement. Mais on ne peut y penser, non seulement, à cause des difficultés chirurgicales qui sont fort grandes, mais encore à cause des changements vraiment désagréables que son départ imposerait à nos habitudes sociales et à nos mœurs. Nul n'ignore que les hirondelles et les moineaux privés de ce réservoir, ont des précipitations digestives aussi humides que fréquentes. Semblable état pour nous serait fâcheux. Ne pouvant supprimer le gros intestin et les fermentations qui s'y produisent, il y a, du moins, intérêt à le désinfecter. Oui, mais comment? Tout est dans la manière. Les antiseptiques intestinaux, benzo-naphtol, bétol, sels de bismuth, ont échoué piteusement. Les purgations renouvelées détruisent assez rapidement l'épitélium le mieux trempé. De plus, elles évacuent sans distinguer les produits putréfiés et les agents de putréfaction, c'est-à-dire les mauvais microbes, mais sans distinguer davantage, elles chassent aussi les bons dont la présence est indispensable. En râclant la muqueuse fragile, elles mettent obstacle à l'absorption et leurs services ne peuvent être que des services accidentels. Il fallait trouver mieux.

Comme agent de désinfection, M. Metchnikoff choisit l'acide lactique ou mieux son ferment générateur. Il désigna comme très actif le ferment bulgare. On sait quelle fut la fortune de cet heureux microbe : le lait caillé bulgare devint une panacée. Derrière ce protagoniste, d'autres procédés, plus ou moins perfectionnés, firent leur apparition, et l'on vit descendre du ciel, sur l'aile des grands journaux, toute une floraison de ferments lactiques, les uns habillés simplement, les autres vêtus de noms sonores ; les uns humides, comme plus actifs, les autres secs comme plus commodes ; les uns colorés, les autres incolores ; tous également précieux, vantés, irrésistibles. De bons effets furent obtenus. Les selles se désodorisèrent, la flore intestinale parut revenue à l'innocence des premiers âges, et les bons microbes ayant définitivement remplacé les mauvais, on pouvait croire que la question des intoxications se trouvait résolue.

L'expérience pratique ne justifia pas tout à fait ces espérances et les suites de la médication ne furent pas aussi heureuses que ses débuts. Cela, à mon avis, pour plusieurs raisons.

Le contenu de l'intestin est alcalin par destination. Il est certain que chez les personnes dont le fonctionnement digestif n'est pas parfait, les acides en excès venus de l'estomac diminuent cette alcalinité. Mais c'est précisément cette diminution que l'on veut éviter, et à moins de changer du tout au tout les lois de notre biologie, il ne peut être indifférent d'acidifier les humeurs intestinales pendant

des temps souvent fort longs. Or, les ferments lactiques commerciaux, si bien préparés soient-ils,
ne fournissent pas seulement de l'acide lactique,
nullement inoffensif, d'ailleurs, ils donnent aussi,
et abondamment, des acides organiques dont le
pouvoir décalcifiant est loin d'être indifférent. Si
l'on tient compte de la grande importance que les
théories actuelles sur la pathogénie de la tuberculose accordent à la déminéralisation, on voit que les
ferments lactiques ne peuvent être acceptés sans
un sérieux contrôle.

J'ajoute enfin que l'épithélium des muqueuses
intestinales est un des plus fragiles et des plus vul-
nérables qui soient. Le contact de liquides acides
ne peut que lui être funeste, et il est inutile, s'il
n'est pas dangereux, de l'irriter violemment sous le
prétexte un peu chimérique d'assurer son anti-
sepsie.

Toutefois on ne peut nier les modifications ap-
portées à la flore intestinale par le lait fermenté,
puisque l'analyse bactériologique et chimique vérifie aisément ces modifications. Mais il est peu probable qu'elles soient sous la dépendance de l'acide
lactique dont la mise en liberté dans le gros intestin ne s'explique pas facilement. A ce stade de la
digestion, le sucre nécessaire à la formation de
l'acide a depuis longtemps disparu. Et chimiquement, on est en droit de croire que les modifications

de la flore intestinale sont moins imputables à l'acide lactique lui-même qu'aux restrictions alimentaires très sévères dont on accompagne toujours son administration. A elle seule cette administration d'acide lactique ou de ferments lactiques ne donne que des résultats très douteux. Aucune amélioration ne se produit si les malades continuent à ingérer les mêmes quantités de viande et d'œufs. En somme, l'efficacité n'est réelle qu'à la condition de s'aider du régime ; la puissance de la médication reste douteuse en face d'inconvénients nombreux et d'accidents possibles.

Du reste, sans changer de manière de voir, sans perdre de vue ni le point de départ, ni le point d'arrivée, M. Metchnikoff vient de renouveler en la complétant la théorie précédente. Il estime aujourd'hui que les personnes âgées ou malades doivent préalablement se soumettre à un régime qui ralentisse la prolifération des microbes producteurs de sulfo-éthers. Or, d'une part, l'alimentation carnée fournit à ces mauvais microbes abondamment de quoi vivre ; et d'autre part, les animaux herbivores sont ceux chez lesquels on observe la plus grande quantité d'indols. Il en résulte que le meilleur régime semble être un régime mixte convenablement choisi, ce qui rentre parfaitement dans la façon de voir que nous avons exprimée. Mais, comme ce régime n'est pas suffisant à lui seul pour réduire

à néant la production des corps nocifs, il convient
de lui venir en aide en introduisant dans le gros
intestin un microbe inoffensif et vigoureux. M. Metchnikoff croit l'avoir trouvé et la chose, à priori,
n'est nullement impossible. Ce qui pourrait quelque
peu éloigner le succès, c'est que cette appellation
de microbe, par suite d'idées erronées et de déduc-
tions mal comprises constitue à l'heure actuelle un
véritable épouvantail. Rien de moins légitime que
cette peur irraisonnée. Il n'est nullement prouvé
que les espèces microbiennes aient une morpho-
logie invariable, une évolution définie et forment
des familles absolument distinctes. Il est très probable, au contraire, que leurs caractères et leur
puissance dépendent de leur lieu de séjour, de
leur nombre, de la résistance ou de la faiblesse du
terrain sur lequel ils vivent. Les microbes font partie de notre existence ; ils jouent par accommo-
dation ou par destination un rôle essentiel dans le
tourbillon de la vie générale. Du fait que certaines
de leurs tranformations sont extrêmement dange-
reuses, il ne faut pas chercher à les éviter avec une
terreur irréfléchie. Les microbes et les contes fan-
tastiques auxquels ils donnent lieu risquent bien
de rester la marque de notre époque et de la ridi-
culiser aux yeux de nos arrière-neveux. Gardons
intact notre bon sens ; et le bon sens nous crie que
si la question du terrain ne dominait pas de très

haut la question du bacille, l'humanité n'existe-
rait plus depuis longtemps — qu'à vivre côte à
côte on finit par émousser ses angles — que le
microbe est partout et qu'il se domestique — que,
quels que soient les moyens employés, on ne peut
pas le supprimer sans supprimer la vie — qu'on
doit donc chercher à le museler seulement, et à le
museler en puissance, sans trop le diminuer en nombre, car en le diminuant, on diminue aussi la mi-
thridatisation qui résulte de sa présence supportée
— qu'autrement, tombant un beau jour en masse
sur cet organisme, trop bien stérilisé et, par conséquent, non immunisé par une fréquentation de
tous les instants, il se développe avec une énergie
terrible et donne lieu à ces épidémies dévastatrices
qui renversent une population comme une faux
renverse les épis.

IV

La question des sérums ne peut, elle non plus,
être passée sous silence. Mais elle est également fort complexe et, bon gré mal gré, je dois la
simplifier.

Le point de départ est celui-ci : lorsqu'on in-
jecte à un premier animal le sérum d'un second
animal, le sérum de celui-ci détruit en masse les
globules rouges dans le sang de celui-là. Ce fait
est le cas particulier d'une loi générale qui veut
que les fortes doses d'un poison amènent l'affaiblissement et la mort des éléments sensibles, tandis que les faibles doses provoquent au contraire
leur suractivité et leur rajeunissement (Metchnikoff).

Il s'agit donc simplement d'emprunter du sérum
à un organisme sain et d'étudier ensuite à quelles
doses il peut déterminer la régénération des tissus
nobles, multiplier le nombre et la valeur des globules rouges, en un mot, diminuer les causes de
déchéance et ramener un organisme usé aux jours

heureux où l'énergie vitale était à ses débuts. Cette simplicité apparente s'est trouvée malheureusement si compliquée en réalité qu'elle n'a jamais pu passer de la théorie à la pratique, et le sérum en question n'a jamais été expérimenté, faute d'avoir été fabriqué, tant les difficultés de cette fabrication se sont trouvées insurmontables.

On a dû se contenter d'un à peu près, et s'adresser aux solutés salins injectables qui portent mal à propos le nom même de sérums. Les composés préconisés par Chéron et après lui par Truncek sont de beaucoup les plus connus. Ils furent très vantés à leur apparition ; maniés avec à-propos, on les considère encore comme de bons moyens de soutenir quelque temps les forces en relevant le dynamisme nerveux ; mais ce ne sont pas, tant s'en faut, des régénérateurs. Les injections d'eau de mer, que la vogue leur a substitué, sont pourtant loin de le valoir, surtout chez les vieillards ; et la consommation exagérée qu'on en a faite a mis en relief leurs inconvénients et même leurs dangers.

L'opothérapie a ses indications, d'ailleurs limitées, et ne peut être érigée en méthode générale. Le suc testiculaire lancé jadis par Brown Séquard est, de nos jours, à peu près oublié.

V

L E traitement de divers états morbides par les
agents physiques n'est autre que du vieux
neuf remis au goût du moment. La médecine les
employa de tout temps sous des noms moins savants et des formes moins commodes. En dépit
des progrès accomplis, leurs indications demeurent
bornées au traitement des symptômes, et aucun
d'eux, pris isolément, ne peut être érigé en méthode
générale dirigée contre l'arthritisme.

De tous les agents physiques, l'électricité est
certainement le plus employé. Force souple, docile
et active, elle se prête admirablement à tous les
efforts qu'on lui demande. Mieux connue dans ses
effets et dans ses origines, par conséquent agrandie
comme champ d'action et améliorée comme tech-
nique, elle a fait en ces derniers vingt ans des progrès très considérables. Il reste cependant à prouver
que son efficacité soit à la hauteur de sa réputation. Les arthritiques, ai-je dit, se répartissent en
trois classes, au point de vue de l'état de leur cir-

culation : les hypertendus, les hypotendus et les neuro-arthritiques qui sont tantôt l'un, tantôt l'autre. Ils portent d'ailleurs au visage leurs marques distinctives. L'hypertendu est rouge, animé, vultueux ; c'est un volcan qui couve une éruption. Mais cette hypertension est généralement limitée à la périphérie et les organes intérieurs sont en hypotension. Ce bien portant d'apparence connaît les malaises, les défaillances et tout le concert des plaintes viscérales. L'hypotendu est pâle, chétif, inconsistant. Mais la même loi d'équilibre se fait sentir à son égard et très souvent ces malades, qui ont toujours l'air de vouloir expirer, offrent une résistance que les premiers n'ont pas. Cela, parce que, chez eux, l'artério-sclérose a respecté les vaisseaux essentiels. A première vue, il semble que le médecin ne doive pas choisir dans le même arsenal les armes qu'il compte opposer à des états si différents. Et cependant, si l'on considère que ces états tiennent au manque d'équilibre existant dans la pression sanguine des divers territoires, il est clair que l'agent capable de relever ici la pression défaillante sera également capable d'abaisser à côté la pression excessive, et par conséquent de remettre les choses en place en les remettant de niveau. Les électrothérapeutes assurent que leur méthode est en mesure de le faire. (Qu'elle siège ici ou là, qu'elle soit ou non perceptible, qu'elle soit localisée ou généralisée, qu'elle soit enfin cause ou effet de l'artério-sclérose, l'hypertension, disent-ils, constitue par elle-même un danger redoutable.) Or, il est d'observation certaine que les courants de haute fréquence dilatent le réseau capillaire et modifient très activement la circulation intradermique. Si l'hypertention est due, comme c'est possible, à la présence de toxines que la vaso-constriction ne permet pas d'éliminer parce qu'elle diminue la perméabilité des vaisseaux et met obstacle à l'absorption, la vaso-dilatation, en élargissant ces petits vaisseaux, doit avoir, sur la facilité des éliminations, une influence favorable. Elle agira en favorisant l'élasticité des tuniques, en leur rendant, pour plus ou moins longtemps, tout ou partie de leur libre jeu, en mobilisant enfin cette espèce de rouille que le sang épais et lent des arthritiques dépose tout au long de sa canalisation.

Il est incontestable que la première séance de darsonvalisation produit une chute de pression plus ou moins nette et plus ou moins durable. Employée à la période d'hypertension passagère qui précède toujours l'installation de l'hypertension définitive, cette méthode paraît avoir une action tout au moins suspensive. Dirigée contre l'hypertension permanente, ses bons effets sont plus douteux. Et avant de la juger dans son ensemble, il convient d'attendre la consécration que le temps apporte toujours aux procédés de valeur. Il reste entendu dans tous les cas, que la lésion elle-même échappe à son pouvoir, c'est-à-dire qu'anatomiquement, la sclérose artérielle n'est pas influencée. Ce serait déjà quelque chose que physiologiquement elle le soit. Si l'on n'a pas su la prévenir, il reste logique de la combattre dans sa manifestation la plus dangereuse et demeurée la plus inaccessible, c'est-à-dire l'hypertension, véritable épée de Damoclès, pesante, et suspendue à un cheveu fragile.

La photothérapie est basée sur ce fait d'évidence que la lumière est indispensable à la croissance des animaux et des plantes, et que l'étiolement des uns comme des autres suit de très près sa privation. Lumière et chaleur ont toute la sympathie des vieillards, des convalescents, des débilités, et on les voit, en hiver, rechercher avidement les moindres endroits ensoleillés. Envisagée au point de vue de son pouvoir stimulant et réparateur, la photothérapie trouve de nombreuses indications dans toutes les formes de l'arthritisme. Mais c'est surtout dans les manifestations du neuro-arthritisme, et en particulier, dans les troubles digestifs qui l'accompagnent toujours, qu'elle fournit ses plus francs succès. Si l'on a besoin d'excitation, on fait appel aux rayons rouges; si, au contraire, on a besoin de sédation, ce sont les rayons bleus qui interviennent. Il est souvent étonnant de voir avec quelle

facilité un estomac récalcitrant obéit aux suggestions des diverses lumières pourvu, bien entendu,
que le mode d'application, l'intensité et la durée
en soit convenablement choisis.

L'aérothérapie est à signaler. La climatothé-
rapie rentre dans les diverses cures dont nous allons
parler. Il en est de même d'ailleurs de l'hydrothé-
rapie. Sans pouvoir prétendre constituer à eux seuls
un traitement efficace et complet, ces trois agents
physiques sont de précieux adjuvants de la thérapeutique générale de l'arthritisme, et il est rare
qu'un médecin avisé néglige les ressources qu'ils
lui offrent.

La question des eaux minérales est peut-être
la plus importante. L'eau, quelle qu'elle soit, est
spécifique de l'arthritisme, en ce sens qu'elle est
essentiellement la seule boisson vraiment utile.
Toutes les eaux de table ont la même valeur, à
la seule condition de se rapprocher de l'eau de source
d'aussi près que possible, c'est-à-dire d'être opti-
quement, chimiquement et biologiquement pures.
L'eau doit rester limpide lorsqu'on l'agite et, par
conséquent, ne laisser au repos aucun sédiment.
La pureté biologique est l'absence de tout germe
infectieux et aujourd'hui la captation et l'embou-
teillage ont fait de tels progrès que toute eau d'une
marque connue satisfait à cette question. La pureté
chimique est à envisager au point de vue des sels

minéraux — moins il y en a, et mieux cela vaut —
et au point de vue de l'acide carbonique que l'eau
de table de l'arthritique ne doit jamais contenir.
Voici les raisons de cette proscription. L'estomac
de l'arthritique est toujours extrêmement pares-
seux. Or, lorsqu'il s'agit de mater les révoltes de
cet organe, et par exemple, d'enrayer des vomisse-
ments dont la persistence est fâcheuse, c'est précisément le gaz carbonique qu'on utilise à cet effet
pour son action anesthésiante. Son introduction ou
son dégagement dans l'estomac gênent la contrac-
tilité de sa musculature au point de la paralyser.
Et je l'ai dit, l'estomac arthritique n'a pas besoin
de ce frein-là. D'autre part, l'affinité du gaz carbonique pour la chaux, la fixité de ses composés
comparée à l'instabilité de certains sels de calcium organiques le rendent dangereux chez des
gens qui décalcifient leurs os et calcifient leurs
artères. Donc les eaux naturellement ou artifi-
ciellement gazeuses ne figureront jamais sur la
table de l'arthritique. Si cette sévérité est justifiée, je conviens qu'elle est regrettable : car l'acide
carbonique donne à l'eau une fraîcheur agréable
et son pouvoir antiseptique, quoique faible, est
néanmoins appréciable.

Si les eaux de boisson sont indifférentes pourvu
qu'elles ne soient ni minéralisées, ni gazeuses, il
n'en est pas de même des eaux de traitement, et

en dépit des progrès récents de l'hydrologie, la question reste des plus obscures. Toutes les eaux actives ont leurs indications, mais ces indications ne se posent nettement que dans le cas d'arthritisme confirmé par un de ses aboutissants les plus ordinaires, diabète, obésité, rhumatisme. Les heures, les doses, les traitements accessoires, bains, douches, massages, seront alors minutieusement réglés par les soins du médecin consultant. Mais beaucoup d'arthritiques qui savent simplement qu'ils le sont, sans trop savoir ni jusqu'où, ni comment, ne s'astreignent point à ces formalités. Ils choisissent une station qui leur plaît, soit parce qu'elle leur a été recommandée par un ami, soit parce qu'ils comptent y trouver des distractions faciles, soit parce que sa situation s'accorde avec leurs convenances. Et quoique se soignant sans direction et pour ainsi dire au petit bonheur, il est rare qu'ils ne reviennent pas très améliorés de leurs villégiatures, se sentant plus frais, plus dispos, moins fatigables, et ayant acquis une régularité de fonctions qu'ils ne connaissaient plus. La cure d'eau minérale leur a valu un incontestable soulagement. Et il faut bien avouer que le pourquoi de ce soulagement reste encore un mystère. Les uns invoquent la minéralisation ; les autres, la température ; les autres, une soi-disant radio-activité dont ils parlent plus qu'ils ne la prouvent ;

d'autres enfin des propriétés oxydantes tout à fait particulières et qui seraient dues à la présence d'oxydases.

Les oxydases sont de nouvelles venues au livre des arcanes. Leur existence est obscure : elle se suppose, mais ne se démontre pas. Voici pourquoi elle se suppose. Diverses considérations ont amené à concevoir, dans les organismes vivants, la présence de certains ferments, retrouvés d'ailleurs avec plus de certitudes dans les préparations de métaux à l'état colloïdal. Ces ferments seraient de même nature que les ferments analogues des végétaux, lesquels, sous des noms divers, ont bénéficié en ces derniers dix ans de tous les honneurs du succès. Cette explication admise, il semble très logique de chercher à augmenter le pouvoir oxydant des tissus ; et si les oxydations naturelles y font défaut, de suppléer à leur absence par des moyens artificiels. Certaines eaux minérales posséderaient ce pouvoir à un très haut degré et comme les oxydases qu'elles renferment sont éminemment altérables, leur disparition rapide expliquerait le peu d'activité des eaux minérales non consommées sur place. Captées, embouteillées, transportées, ces eaux seraient tout à fait mortes et elles auraient perdu à peu près toute valeur du fait qu'elles ne renfermeraient plus que des cadavres d'oxydases.

Il est possible que cette raison soit la bonne.

Il est possible aussi d'en donner une autre et qui semble plus simple. Dans la très grande majorité des cas, dans ceux où le baigneur est un détraqué plus qu'un malade, les bons effets obtenus tiennent surtout au repos. Les gens du monde qui partent faire une cure à l'époque convenable n'emmènent pas avec eux le bagage encombrant de leur vie ordinaire. Ils s'empressent de dépouiller le vieil homme ; d'abandonner pour un temps leurs soucis, leur agitation, les excès de tout ordre dont ils sont coutumiers. Plus de tracas, plus de soucis d'affaires, plus de dîners trop prolongés ou trop copieux, mais un séjour dans un air ordinairement très pur que baignent des horizons variés et reposants, des repas simples, un exercice suffisant et régulier, enfin, grâce à l'eau absorbée, un lavage intérieur d'autant mieux venu qu'il est plus rare : en voilà assez pour expliquer les bienfaisants résultats qui récompensent ces courts repentirs. C'est une escale au cours d'un voyage tourmenté ; la halte de quelques jours dans le port tant souhaité par les navigateurs novices, sujets au mal de mer. Le bateau y remue bien encore un peu — il y a des casinos, des courses, des théâtres, des distractions de tout genre — mais il n'y remue pas de la même manière, et en tous cas, ce léger balancement n'est point comparable aux secousses que lui imprimaient les flots d'un Océan.

Toutefois, il existe ici un écueil et il convient de le signaler.

Ceux qui ne sont pas de vrais malades et villégiaturent par convenance plutôt que par besoin, ne doivent pas choisir des stations dont les eaux, vraiment actives, pourraient leur être plutôt nuisibles qu'utiles. Tel hypochlorhydrique léger, consommant par erreur ou par ignorance des eaux fortement alcalines, se trouvera très mal de la lutte entreprise par le bicarbonate de soude contre son suc gastrique déjà pauvre en acides. Et dans ce cas, mieux vaudrait s'abstenir. Et je ne parle pas des indications spéciales que comportent les diverses manifestations de l'arthritisme. Pour elles, il existe de véritables temples, où, si l'on préfère le langage de leurs protagonistes, de véritables capitales. Le médecin seul les choisit ; le médecin seul surveille l'application de la cure, et il s'agit ici d'un traitement très complet, plus ou moins efficace, selon qu'il est plus ou moins bien adapté et suivi.

D'autre part, le traitement ne comporte pas exclusivement l'absorption de quelques verres d'eaux. Bains, douches, massages viennent le renforcer. Il faut, bon gré mal gré, se plier à une vie bien réglée. Si un médecin a été consulté, il a fait dans sa prescription une part importante au régime. En résumé, les gens qui vivent mal trouvent là l'occasion de bien vivre ; et la bonne nature, touchée de leur effort, les en remercie quelquefois.

Et, physiologiquement, cela s'explique très bien. L'arthritique qui se met au vert et qui, par surcroît, lave son filtre rénal et dégorge ses autres émonctoires, contremine momentanément les sourdes menées de ses ennemis intimes : l'encombrement et l'intoxication. La méthode n'est pas nouvelle. Les anciens Égyptiens la pratiquaient sous le nom de syrmaïsme et Hérodote nous dit comment ils s'y prenaient. Le Rhamadan des mahométans, le Carême des chrétiens, la Purification des Israélites ne sont que des vestiges plus ou moins transformés de ces pratiques anciennes. Il y a trois siècles, Bacon d'Oxford les érigea à la hauteur d'une doctrine en recommandant tous les deux ou trois ans, une cure raisonnée par les évacuants, la diète ; cure indispensable selon lui, dont l'exposé, débarrassé de la phraséologie du temps, reste comme un modèle. Tout récemment, le docteur Guelpa a rajeuni la méthode, en la mettant au goût du jour. Mais la cure formulée est un peu tyrannique, tandis qu'une bonne saison de villes d'eaux, au moins dans les cas d'arthritisme léger, le pratique sans difficulté, avec cet avantage que le milieu favorise ses effets.

VI

LES erreurs de l'alimentation et celles de l'activité étant, comme nous l'avons vu, les deux principaux facteurs de l'arthritisme, on conçoit que la meilleure manière de lutter contre son intrusion et son développement soit de faire appel à une hygiène alimentaire appropriée et à des exercices méthodiques convenablement étudiés.

o o o

L'importance de l'hygiène alimentaire dans le traitement de l'arthritisme ressort à première vue de sa pathogénie. Mais il faut distinguer nettement l'hygiène alimentaire, ressource préventive, du traitement diététique proprement dit, méthode curative.

Un adulte du poids moyen de 70 kilos consomme environ :

    60 grammes d'albumine,

    400 grammes d'hydrates de carbone (y compris
        50 grammes de graisses),

20 à 25 grammes de minéraux divers,

2 litres d'eau.

Les 60 grammes d'albumine seront fournis par 100 à 120 grammes de viande ce qui représente sensiblement le poids d'une côtelette de mouton ordinaire. Les hydrates de carbone seront fournis par le pain, aliment très fermentescible, surtout la mie et dont il est sage de ne pas dépasser 200 gr. par jour ; par les légumes, les pâtes, les laitages, aliments peu sapides et peu excitants vis-à-vis desquels l'abus n'est guère à craindre. Les fruits, même consommés en petite quantité, donneront toujours assez de sucre, sans tenir compte de celui consommé en nature et dont nos habitudes nous forcent à tenir compte. Tout l'ensemble de cette alimentation est suffisamment riche en sels. Quant aux 2 litres d'eau, le tiers en sera fourni par les aliments eux-mêmes et le reste par une eau de table quelconque, le vin, la bière ou le cidre permis en petite quantité, et les infusions chaudes : thé, café, etc., dont la mode fait une loi et que l'on fera préparer aussi peu concentrées que possible.

Or, l'homme qui s'astreindrait à se nourrir ainsi mettrait en pratique le principe de Valère : « Manger pour vivre et non point vivre pour manger » ; et il se trouve qu'un pareil ordinaire voisine avec un ascétisme qui ne fut jamais à la mode. Il est juste de reconnaître que cet ascétisme manque de séduction. Quels que soient d'ailleurs ses avantages, les obligations de la vie mondaine et l'excitation de l'exemple ne le permettent pas à ceux qui, à d'autres points de vue, pourraient s'en contenter. Rares sont les gens bien portants ou du moins croyant l'être, habitués à s'asseoir autour d'une table élégamment servie et capables de résister à l'appel de leurs sens, tous captifs à la fois. Cristaux étincelant aux lumières, vins de rubis, de pourpre et d'or, odeur fortes de fleurs, arôme des plats succulents qui défilent, pétillement du champagne que suit le pétillement des mots, harmonie des gestes et grâce des sourires, composent une ivresse spéciale, griserie endiablée et capiteuse dont le cerveau ne peut plus se passer dès qu'il s'est accoutumé à vivre sous son fouet. Ce sont là tentations auxquelles saint Antoine lui-même ne s'exposerait pas sans dommage. Et pour ne pas y succomber, rien à faire que de les fuir ; pas d'autre solution que celle-ci : changer le genre de vie. A quoi beaucoup ou tous vous répondront : « Changer mon genre de vie ! Mais alors autant ne pas vivre ; à quoi bon cette fortune dont la conquête m'a fatigué, dont la possession m'enorgueillit, dont le libre usage me réjouit? Sous prétexte de me ménager un avenir que, d'ailleurs, vous ne garantissez point, vous m'assommez dans le présent ! Foin de l'ennuyeuse santé que vous m'offrez et attendez que j'aie fini de la perdre avant de l'introduire dans votre Thébaïde !

De sorte que le médecin qui prêche l'abstention et le moraliste qui prône le renoncement, ont, la plupart du temps, des voix peu écoutées. L'homme du monde les accueille avec politesse, approuve énergiquement ce qu'ils disent, le trouve excellent pour les autres, sourit, passe et continue.

Pour ne point essaimer notre auditoire, remplaçons l'abstention par la modération : là est la vraie sagesse. Qui trop embrasse, mal étreint, disent les proverbes de la terre. Mais cette modération, soyons-en les apôtres persévérants et convaincus. Il est possible que sur cette corde-là, nous intéressions plus d'oreilles. Si leurs propriétaires ne nous écoutent pas, tant pis ! Ils vont dépasser l'heure des concessions et arriver à celle des régimes.

Lorsqu'il est évident que l'équilibre physiologique a été rompu par le gaspillage et par l'excès, il semble logique de vouloir le rétablir par la réglementation en mettant l'usage à la place de l'abus. Cela semble logique et quelquefois, cependant, c'est une faute. En effet, au cours des années qui viennent de s'écouler, l'organisme, continuellement surmené, n'a pu résister qu'en se créant à lui-même des soupapes de sûreté. Il faut bien se garder de changer ces soupapes. La conception peut sembler audacieuse, je la crois vraie cependant. J'en reviens toujours à cette notion du trouble fonctionnel précédant la lésion. Eh bien, l'artériosclérose, par exemple, est précédée d'une période quelquefois assez longue pendant laquelle elle s'installe, elle emménage, pour ainsi dire. Bien entendu, elle fait quelque bruit, et ce bruit gêne le propriétaire de l'immeuble et ce propriétaire va trouver son conseil, lequel est son médecin, lequel prononce : « La chose est des plus nettes. Vous êtes fatigué le matin ; vous ne vous sentez pas très bien, moins d'entrain pour vos travaux, pour vos plaisirs... quelques vagues douleurs de ci, de là... des soubresauts le soir quand vous allez vous endormir, des crampes nocturnes, un peu d'essoufflement... des urines rares (vous l'avez remarqué) couperose... palpitations... Ne vous tourmentez point. C'est un soupçon de neurasthénie, quelque méfait du retour d'âge. Vous savez que cette période fameuse touche un sexe comme l'autre. »

Et le malade s'écrie : « Tout ceci est fort ennuyeux. Combattons-le énergiquement ».

Et le médecin répond : « Pas trop *énergiquement*, mon ami, s'il vous plaît.

Cet *énergiquement* est l'erreur. Il ne faut pas combattre « cela » *énergiquement*, il faut surveiller « cela » *constamment*. Vous avez certainement affaire à une insuffisance du principal organe d'élaboration, le foie, et du principal organe d'élimination, le rein. Regardez ce que va faire la nature, si elle se trouve abandonnée à elle-même. Pressentez l'attaque de goutte : elle va venir. Pressentez l'obésité... la voici. Attendez l'eczéma, car il n'est pas bien loin, et pour dépister le diabète, analysez l'urine. Goutte, obésité, eczéma et diabète, ce sont là les ennemis qu'il faudra respecter. Leur rôle de défenseurs est plus net que leur rôle d'assaillants. La nature se sert d'eux pour faire la part du feu. Mais alors, direz-vous, on a tout intérêt à laisser la nature agir seule? Pas du tout, quoique cela valût mieux encore que la combattre. La nature médicatrice est exhubérante et aveugle. C'est une mère bienveillante qui ne mesure point son effort. Il ne faut pas la laisser faire : il faut l'aider. Des explosions restreintes et successives préviennent la destruction, en mettant à l'invasion de l'artériosclérose, non pas un frein brutal, mais un frein progressif. Rappelez-vous ces diabétiques de belle apparence qui, instruits tout à coup que leur poche est percée s'avisent de la faire trop bien raccommoder. Traquée de refuge en refuge, comme un lapin dans son terrier, la glycosurie s'en va et le malade aussi. Tout autant des goutteux, autant des lithiasiques. Cette tradition des métastases, des émonctoires, des actions à distance, la bactériologie l'a couverte de ridicule. Mais la bactériologie n'est plus heureusement que la reine d'hier.

A l'honneur de notre médecine nationale, faite de clarté et de simplicité, il est grand temps de réouvrir la porte des traditions que les occupants des laboratoires fermèrent naguère à double tour. Laissons là les pavés de l'ours et quand la maison brûle, amis de la maison, tâchons au moins de sauver les meubles.

Donc, pas trop de régime. D'abord, parce que le régime seul n'a jamais guéri personne. Par définition même, il ne peut guérir, il ne peut que donner l'illusion de la guérison. Car il n'empêche le mal qu'à la condition d'imposer à l'organisme atteint la loi du moindre effort. Et c'est toujours être malade que vivre d'un régime qu'on ne peut pas quitter.

Ensuite, parce que le régime est foncièrement mélancolique en soi. Qu'il soit lacté, qu'il soit végétarien, s'il est exclusif, il est décourageant. Il n'est pas de régime dont la continuité n'émousse une énergie. Il n'est pas de volonté stoïque devant les mêmes plats servis aux mêmes heures, par les mêmes gens, dans les mêmes assiettes. Le malade a besoin de sa joie pour vivre : laissez-la lui. Et ceci n'est pas une boutade sentimentale, c'est une opinion basée sur des réalités. L'extrême simplification alimentaire ne favorise point le travail actif et consciencieux des glandes. Chaque ordre d'aliments réclame son dissolvant. Les albuminoïdes exigent que le suc gastrique soit normal en qualité comme en quantité ; les graisses ont besoin du foie ; les amylacés ne peuvent se passer de la salive et du pancréas. Chacune de ces glandes bien différenciées correspond à des destinations bien définies et le jeu des suppléances est impuissant à remplacer celles qui défaillent. Si l'excitation de leur aliment type vient à leur manquer, il faut s'attendre à voir survenir un amoindrissement dans leur puissance, correspondant à cette sorte d'inertie à laquelle un régime trop absolu les condamne. Et il est logique de croire comme il est facile de prouver, qu'après la servitude d'un régime prolongé, elles ne retrouvent que péniblement leur activité antérieure. N'oublions donc jamais qu'un organe qui ne travaille pas normalement, pour peu que cet état se prolonge, est un organe qui ne reverra jamais les belles énergies d'autrefois.

Enfin, parce que le régime est chose essentiellement individuelle. Pas de maladies, des malades ; donc, pas de régime fait d'avance, mais des prescriptions soigneusement adaptées aux cas particuliers, se collant à eux comme un maillot colle au corps d'un athlète, et par cela même, elles ne sont formulées que pour un temps et que pour un homme, et toujours instantanément révocables. Les régimes absolus sont des erreurs. Néanmoins, ils résistent, car ce sont des erreurs commodes, et le médecin mal servi par le succès s'abrite derrière eux comme un gladiateur thrace derrière son bouclier. Il n'y a pas de régime lacté, il n'y a pas de régime végétarien, il n'y a pas de régime carné. Il y a du lait, des légumes, de la viande, représentant les éléments qu'il s'agit d'associer en quantités heureuses. Le médecin, bon juge, étudie les faits de la cause et applique une sanction qui n'est jamais la même. Et ce faisant, il se garde, comme il se garderait de la peste, de la médecine, du pharmacien, lequel, connaissant beaucoup de noms de maladies, donne à chacune un caudataire invariable et rémunérateur : l'anémie veut du fer ; l'entérite, du bismuth ; comme l'artério-sclérose réclame énergiquement l'iode, devenu malheureusement un peu commun, ou mieux, le trinitrophénol, plus distingué, plus savant, et dont le mystérieux pouvoir est le secret des officines.

VII

LE rôle de l'exercice est peut-être plus important encore que celui de l'alimentation. Il
peut tout au moins corriger ses erreurs et parer
à ses défaillances, tandis que rien ne peut le remplacer lui-même.

A première vue, il ne semble pas que la séden-
tarité et les abus qu'elle entraîne soient très difficiles à combattre. Mais ce conseil simple : prenez
de l'exercice, se heurte dans la pratique à des difficultés nombreuses. Qu'est-ce au juste que la séden-
tarité? Où commence-t-elle? Quelles sont les concessions qu'exigent l'âge, le sexe, la constitution?
Qu'est-ce également que l'activité? Comment mesurer l'exercice? Sous quelle forme le recommander?
Il est évident que tous les genres d'exercices ne
peuvent convenir de bloc à n'importe qui et ne
peuvent être prescrits n'importe comment. Chacun
de nous a ses devoirs vis-à-vis de lui-même. Il faut
tenir compte des habitudes antérieures, des ressources et des tares individuelles, ne pas exiger
trop, ni trop peu, sous peine dans un cas, de n'être

pas obéi, et dans l'autre, de ne rien obtenir. Toutes questions extrêmement complexes et qui ne se résolvent pas d'un mot.

Chez l'arthritique, d'ailleurs, on se heurte d'emblée à un premier obstacle. Tout exercice nouveau, si modéré soit-il, détermine une sensation de fatigue souvent intense, toujours précoce. Cette fatigue provient uniquement de la difficulté qu'éprouvent à réagir des organes qui, jusqu'alors, vécurent en somnolence. A son apparition inattendue, l'arthritique éprouve une déception si vive et une gêne si marquée, que la plupart du temps, si son médecin n'a pas su la prévenir, il préférera vivre dans son enlisement que tenter un nouvel assaut.

Or, il n'est pas facile, sans tâtonner, de doser l'exercice. La machine humaine est trop compliquée pour qu'il soit possible, à l'avance, d'évaluer dans quelle mesure travailleront ses différents rouages, qui tous ont le pouvoir de se compléter et même de se suppléer au besoin. Circonstances qui rendent impossible l'estimation, même approchée, de leur rendement individuel. D'autant plus qu'il ne s'agit pas seulement d'une machine vivante, mais encore d'une machine pensante. Les centres nerveux interviennent et le fatigué, à la suite de l'excès de fonctionnement de l'un quelconque de ces organes, éprouve une double sensation : l'une, purement physique, ayant son origine dans la fatigue elle-même ; l'autre, infiniment plus complexe, cérébrale, doit-on dire, qui constate la diminution des forces et augmente de toute la puissance de l'autosuggestion, cette diminution véritable. Or, chez l'arthritique surtout, l'idée même de la fatigue joue le rôle d'avertisseur, et il est mauvais de n'en pas tenir compte, bien que ce soit une crainte plus qu'une réalité et que la sensation de fatigue apparaisse longtemps avant l'épuisement des forces. L'arthritique, je l'ai déjà répété bien des fois, ne dispose pas de réserves, et la continuation du travail nécessite chez lui une dépense d'énergie considérable et un lourd effort de volonté. Il en est de même, du reste, quoique à un degré de gravité moindre chez l'homme bien portant qui, à la suite d'un travail excessif, touche aux limites de sa résistance. Pour un cycliste, par exemple, qui s'arrête fatigué, après une course de 200 kilomètres, un kilomètre de plus confine à l'épuisement.

Telle est l'importance de la mesure et de la réglementation de l'exercice. On se gardera donc de recommander les sports en général, sans préciser nettement quel sport on doit choisir, et dans quelles conditions on doit s'y livrer. Et surtout, le médecin mettra en garde ceux qui viennent lui demander conseil contre cette exagération, si commune de nos jours, et que l'on pourrait appeler la folie de l'athlétisme.

Elle sévit, cette folie, avec une intensité que les promoteurs de la régénération physique n'avaient assurément pas prévue. Et, à ce point de vue, les bonnes intentions du début, ont été si singulièrement dépassées, qu'il convient de s'arrêter et de réfléchir un peu.

La recherche de l'athlétisme doit demeurer exceptionnelle et réservée à certains sujets auxquels leur constitution en permet la poursuite. L'erreur est de confondre l'athlétisme avec le développement physique indispensable, facteur précieux de l'euphorie et même de l'esthétisme, auquel nous allons d'ailleurs consacrer tout le temps nécessaire. C'est pour avoir méconnu l'utilité de la culture physique, que tant ·de gens, de nos jours, sont des ralentis. C'est pour s'être jetés, tête baissée, à la poursuite d'un fantôme, que tant de gens sont des épuisés, empoisonnés par un abus pire que le mal qu'ils voulaient guérir. On oublie trop, en ce temps outrancier, que la machine humaine a une puissance d'expansion limitée par sa constitution même, que toujours produire, c'est quelquefois toujours emprunter, et emprunter à des forces de réserve qui ne sont pas inépuisables et qui sont, du reste, destinées à un autre rôle : celui de présider à la nutrition intime des organes, en subvenant à leurs besoins logiques. Pour se convaincre de cette vérité, il suffit de regarder autour de soi et

de juger le sort réservé aux athlètes. Beaucoup
deviennent phtisiques ; chez d'autres, une affec-
tion relativement bénigne prend tout à coup des
allures de tempête. Et l'on voit, avec surprise,
se révéler, dans un organe essentiel, une insuffisance absolue, que les apparences extérieures étaient
loin de laisser soupçonner. C'était d'ailleurs, il y
a deux mille ans, l'opinion des Grecs et des Romains,
et Pindare, poète des héros, le dit expressément :
« Honneur à toi qui as préféré aux autres biens de
la vie, la carrière glorieuse du lutteur, et sa *courte*
existence. » Rien de plus logique et de plus aisé
à comprendre. Pour qu'une société vive d'une vie
large et saine, il ne convient pas qu'elle soit exclusivement composée d'hommes de génie et d'athlètes.
Car la poussée des muscles et des cerveaux moyens
aurait vite fait d'étouffer les autres, et les enfants
de tous les fatigués, qu'ils soient des fatigués du
cerveau ou du muscle, sont presque toujours des
êtres sans résistance et pareils aux enfants des
vieillards.

J'ajoute encore que ceux que nous devons soigner, améliorer et guérir, sont, en général, des quadragénaires. Ils ont dépassé l'âge où sont possibles
des dépenses aussitôt réparées, et la note dans laquelle on doit se tenir vis-à-vis d'eux, est la note
invariable de la modération. Leur entraînement,
s'il y a lieu, obéira à des règles très nettes. Avant

tout conseil et toute prescription, l'état du cœur
et des vaisseaux sera minutieusement examiné.
Rarement ces organes seront trouvés intacts : ou
les artères sont indurées et les veines ont perdu
leur résistance en perdant leur souplesse ; ou le
cœur manifeste, par un choc de la pointe, ondula-
toire et mou, qu'il a déjà beaucoup vécu. Alors,
proscription absolue de tous les jeux violents. Les
assauts de boxe ou d'escrime ne s'inaugurent pas
après la quarantaine. Si l'état de la circulation est
plus mauvais encore, si l'arthritique est déjà le
vieilli, le mouvement lui sera recommandé, mais
judicieusement fractionné et dosé avec une attention sévère. L'exercice choisi sera à la fois respiratoire et musculaire, avec cette restriction, formulée
dès l'abord, qu'il ne doit jamais aller jusqu'à l'essoufflement ou la courbature. Ce sont là, dans tout
travail inaugural, les premiers signes de la fatigue.
Or, la fatigue empoisonneuse n'est autre qu'un
arthritisme nouveau surajouté à l'arthritisme ancien.

L'essoufflement signifie que l'oxygénation au
niveau de la surface pulmonaire se trouve insuffisante. L'apport d'oxygène est moindre que la
demande du sang. Le cœur essaie alors de remplacer
l'ampleur par la vitesse et n'y parvient que très
mal, même en multipliant son travail. D'où ces
dilatations du ventricule droit consécutives à l'ef-

fort, et qui constitue, chez les personnes fatiguées ou âgées, d'irréparables lésions.

La courbature indique que les muscles, comme des éponges trop brusquement pressées, expriment leurs déchets somnolents et en saturent le sang qu'ils adultèrent. Et ce double danger, cette menace proviennent souvent d'un faible écart dans le rythme de l'effort conseillé. D'où le côté inconnu et périlleux des sports. Car personne ne peut affirmer qu'en pratiquant l'un d'eux, si anodin soit-il, les circonstances, l'emballement, l'amour-propre ne l'amèneront pas à dépasser la mesure, sans intention du reste, et même à son insu.

Devant cette difficulté, l'esprit revient aussitôt à la conception la plus simple. Si nous avons affaire à des organismes qui ne soient plus très jeunes (et nous en jugerons par l'examen médical et non par l'acte de naissance) il ne faut conseiller les sports qu'à la condition de les réglementer avec suffisamment de soins pour qu'aucun imprévu ne puisse survenir. Car les sports sont des jeux, et pour les grands enfants comme pour les petits, l'animation d'un jeu se dose difficilement. Nos sports seront des exercices que nous pourrons mesurer à notre gré comme durée et comme intensité. Mais ils ne seront pas ennuyeux comme le sont trop souvent les désagréables mouvements des gymnastiques dites rationnelles. Du reste, pour faciliter la surveillance, tout en ménageant la responsabilité, il sera loisible de s'adresser au plus naturel et au plus complet de tous, celui dont on escompte toujours les effets durables et prompts, c'est-à-dire la marche.

Sans viser à une définition trop précise, sans chercher à savoir si la marche est un exercice ou un sport, reconnaissons qu'elle à de nombreux avantages. Elle n'exige pas de mise en scène et se prête à tous les dosages quant à l'heure, la durée et l'amplitude de l'effort. C'est un exercice individuel que le premier venu peut pratiquer. Mais cette facilité ne va pas sans inconvénients. Elle est fastidieuse, surtout lorsqu'elle est imposée en guise de pensum : elle devient rapidement automatique, c'est-à-dire que l'on retombe sans y penser au cas de la marche promenade, laquelle peut avoir quelque valeur au point de vue hygiène, mais n'en a guère au point de vue gymnastique ; et cela parce que la respiration n'y prend pas d'ampleur et que ce sont toujours les mêmes groupes musculaires qui se maintiennent en action. Enfin chez les arthritiques avérés dont les cartilages et les ligaments articulaires sont toujours plus ou moins irrités et plus ou moins douloureux, le choc du pied sur un sol dur et l'ébranlement que ce choc transmet aux centres nerveux n'est point, comme on pourrait le croire, quantité négligeable. En particulier, lorsque le médecin conseillera la marche accélérée et peut-être la course, la considération de ce choc continuel et mille fois répété, prendra une extrême importance. On ne peut en nier la réalité. Les animaux eux-mêmes y sont sensibles. Les bœufs, les chevaux recherchent le bas-côté des routes, non point à cause des aspérités ou des cailloux de la chaussée macadamisée que leurs pieds ferrés les empêchent de sentir, mais bien pour trouver un sol plus élastique et plus doux dont ils apprécient la commodité.

Malheureusement, dès que l'on ne se contente plus de dire au malade : marchez (et nous savons d'ailleurs à quel point cette prescription mal formulée sera mal comprise et mal exécutée) mais que l'on veut entrer dans les détails et dire où, comment et quand il devra marcher, on se heurte à des difficultés de pratique assez grandes pour ne plus être aussi certain de la valeur d'un exercice naturel et qui semble très simple. Je ne parle pas, bien entendu, de la valeur intrinsèque, mais de la valeur d'application. Nous verrons tout à l'heure comment on peut, chez les gens du monde, sans ennui ni fatigue, en assurer la réglementation.

CONSEILS ET CONCLUSIONS

———

I

APRÈS tout ce que j'ai dit déjà, ce qui me reste à dire est peu de chose. Il s'agit simplement de préciser les indications et de les coordonner. Si je semble me répéter un peu, tant mieux : clou martelé n'entre que plus avant.

D'abord, il faut bien savoir que notre époque est douée d'une incomparable vitalité. L'existence, aujourd'hui, a des facilités, des ressources, un prix qu'elle n'eût jamais. C'est un lieu commun de répéter que la santé est le premier des biens. Cependant, ce lieu commun est au fond de toutes les consciences : les malingres et les valétudinaires sont les sacrifiés du bonheur. Le médecin, non imprégné de cette idée, n'a pas le sens de l'actualité. Il fait de la médecine pour la collectivité, ce qui est bien, et produira des fruits excellents, mais il n'en fait pas pour l'individu, et ce que demande l'individu, c'est d'assurer les réalités du présent avant les rêves de l'avenir.

Je parle ici de l'homme qui avance en âge et qui le sait. Jusqu'à la quarantaine, ces préoccupations ne se font pas jour. C'est encore le temps de la jeunesse. D'ailleurs, la façade est intacte ; avant toute autre chose, il s'agit de conquérir au soleil une place aisée et large et, tant qu'elle n'est pas conquise, la vie n'est qu'une bataille aussi rude qu'indécise. Emporté dans son tourbillon, ayant d'avance fait la part des risques et périls, l'homme qui veut parvenir engage sa santé comme il engage tout le reste. Pour s'assurer un avenir de luxe et de sécurité, il saccage sans réfléchir la seule certitude qu'il ait d'en profiter. Vient le moment où, la lutte finie, il est vraiment maître de l'heure. Si à ce moment, au lieu des réalités ardemment escomptées, il ne trouve que de décevants mirages ; si la science et ses maîtres se campent devant lui, et lui disent : « Halte-là ! Vous ne toucherez pas aux biens que vous avez conquis, » la désillusion est si forte qu'aucun caractère, si bien trempé soit-il, ne peut y résister.

Eh bien, cette sévérité, théoriquement défendable, est, la plupart du temps, excessive en pratique. Elle est théoriquement défendable, parce

que la science est une grande niveleuse et ne voit
que l'ensemble. Mais pratiquement, elle est mauvaise, parce que le médecin doit être avant tout
un savant réfléchi et observateur. Et sous l'in-
certain prétexte de prolonger le voyage, il ne faut
pas transformer le monde où nous vivons en suc-
cursale de l'enfer.

La bonne humeur est rare. Sous prétexte d'hygiène, ne la supprimons pas. L'homme d'affaires,
qui entre, le soir venu, dans un restaurant à la
mode, traîne encore avec lui toute la séquelle de
soucis et d'ennuis contre lesquels il vient de batail-
ler rudement. S'il entre là pour s'asseoir devant
un plat de macaroni, l'essaim des mauvais anges
ne l'abandonnera pas. S'il prend au contraire quelque part à la fête, on voit, en moins de cinq minutes,
ses regards s'animer et son teint s'épanouir. Par
tous ses sens conquis ensemble, la joie de vivre
pénètre en lui. Le sang fouetté circule et cette dila-
tation passagère n'est pas de mauvais aloi, pas plus
que le vertige léger qui l'accompagne. Car la vie
toute entière n'est point faite de renoncement et,
pourvu que l'excès en soit banni, un surmenage
accidentel repose souvent d'un autre. Un incident
survient-il, plus gênant qu'alarmant d'ailleurs, et
le médecin consulté se décide-t-il à une intervention, cette intervention doit être très avertie et
très douce. Ne tranchez pas ni ne sabrez. Cet orga-

nisme qui fonctionnait sous un certain régime et qui, après tout, s'en tirait à peu près, n'affirmez pas qu'avant vous, il ne vivait que d'expédients et d'erreurs. Car il vivait, et vos réformes bien intentionnées, mais trop nettes, risquent surtout de rompre une harmonie que la nature avait mis des années à établir et à consolider.

Récemment, le hasard me mit en présence d'un sexagénaire que j'avais vu peu de temps auparavant, l'œil vif, le visage rose, et le geste abondant. L'œil était morne, le teint jaune et la main sans chaleur. Il dîna d'une soupe maigre et de nouilles attristées .« Hé oui ! me dit-il, mon médecin s'est aperçu que j'étais hypertendu. Alors, je suis au régime et il paraît que je vais mieux ». Scientifiquement, le médecin avait raison. Mais combien de boiteux que leur infirmité n'empêche pas de marcher, tout simplement parce que personne n'essaie de leur allonger les jambes. D'autant plus qu'on ne gagne pas en certitude ce que l'on perd en agrément. Ne touchons point trop à ces vieux assemblages que le temps a formés, parfois contre les règles, mais qui tiennent par habitude. Pensons à ces pneumatiques âgés qui feraient encore bonne figure à la jante et que l'humidité décompose à la remise ; rappelons-nous qu'un bandage qui périt sur la route, périt au moins après avoir vécu.

Tout cela revient à dire que le mieux est l'en-

nemi du bien. La tendance à rechercher le mieux
en sacrifiant le bien ne se survivrait pas un seul
jour, si le malade ne se faisait le complice du médecin. Car c'est là le résidu de la nature esclave.
Affranchis des servitudes religieuses, nous avons
reporté sur nos besoins physiques la tendresse que
naguère nous avions pour nos besoins moraux.
Le maître a changé de nom, mais c'est toujours un
maître ; et le médecin retrouve ici le plus impérieux de ses devoirs : sans coup de volant trop sec
et sans brusque virage, remettre aux mains de ceux
qui l'ont perdu le levier salutaire qu'est la confiance en soi. Eux et lui verront alors combien un
nervosisme exalté peut amplifier les troubles fonctionnels, mettre des verres grossissants sur les yeux
les plus sains et changer facilement Obéron en
Goliath. Ils verront même combien de troubles
lésionnels sont compatibles avec l'existence, à condition de pactiser avec eux, et surtout d'éviter
qu'un traitement trop brutal ne soit le coup de
pioche imprudent porté dans la clef de voûte et
qui fait s'effondrer d'un seul coup tout le pont
ébranlé qu'on voulait raffermir.

Le médecin se contentera donc, au début, de re-
dresser les vraies erreurs. Mais cette progressivité
dans le retour à l'ordre ne signifie pas qu'il doit
se contenter d'un replâtrage. Se défiant comme
d'une peste des traitements intensifs qui suppri-

ment la mouche en supprimant le dormeur, il ramènera la discipline par des moyens appropriés au but ; et ce sont ces moyens que nous allons étudier ensemble.

II

Nous avons maintes fois exposé ce qu'il fallait entendre par arthritisme. C'est une disproportion entre la quantité des matériaux d'apport et le travail fourni. Donc une mauvaise utilisation des forces qui se traduit par une rupture plus ou moins nette de l'équilibre. Mangez bien et travaillez de même, vous ne serez pas arthritique. Mangez bien et travaillez peu : vous le serez probablement. Mangez bien et ne travaillez pas : vous le serez sûrement. Dans les réunions de sport, dans les clubs, on rencontre fréquemment de ces Anglais sexa ou même septuagénaires dont le visage frais, peu ridé, les yeux clairs, la silhouette mince et droite contrastent avec les cheveux blancs et quelques autres particularités dénonciatrices de l'âge. Ce sont de grands mangeurs de viande et de grands buveurs de gin et de whisky. Mais ce sont aussi des fervents du hockey, du cricket et du golf ; peut-être, comme le « Great Old Man », de grands batteurs d'arbres et de grands scieurs de bûches. La chaudière a besoin de beaucoup de vapeur et le foyer de beaucoup de charbon. Mais le jeu des pistons est régulier et continuel et le volant tourne sans arrêt. La machine consomme en raison de ce qu'elle produit ; elle s'use, mais normalement. Ces gens-là ne sont pas et ne seront jamais des arthritiques.

Nous sommes bien maîtres de la cause. L'arthritisme n'a rien d'absolu. Il n'existe pas de niveau au-dessus duquel on soit arthritique et au-dessous duquel on ne le soit point : cela, pour la bonne raison que l'arthritisme réside tout entier dans un rapport vicieux.

Si la maladie est un rapport vicieux, la santé est un rapport normal. Supposons, pour fixer les idées, que ce rapport normal soit 4/5, ces chiffres ne représentent que des coefficients indéfinis et d'ailleurs arbitraires. Et écrivons que l'alimentation doit être au mouvement ce que 4 est à 5.

$$\frac{\text{alimentation}}{\text{mouvement}} = \frac{4}{5} \text{ rapport normal.}$$

$$\frac{\text{alimentation}}{\text{mouvement}} = \frac{6}{3} \text{ rapport vicieux.}$$

Pour égaler $\frac{6}{3}$ à $\frac{4}{5}$, je puis :

ou diminuer 6, l'alimentation ;

ou augmenter 3, le mouvement ;

ou agir sur les deux termes, dans une proportion que le calcul indique.

Si je diminue l'alimentation sans toucher à l'activité, si j'augmente l'activité sans toucher à l'alimentation, je redresse bien ma relation; mais je la redresse au détriment du malade. Et c'est cependant ce que font tous les jours des médecins très honnêtes et très consciencieux, en disant à leurs malades : « Vous mangez trop : mangez moins » — ou, « Vous ne prenez pas assez d'exercice ; prenez-en davantage. » Ils supposent sans doute que la bonne nature se chargera seule de rétablir l'équilibre. Mais, si elle eût pu le faire, elle l'eût déjà fait sans les attendre. Comme je l'ai dit tant de fois déjà, l'arthritique n'a pas de livret de caisse d'épargne et les ressources dont il vit sont des ressources au jour le jour.

Que conclure? Tout simplement qu'il faut agir sur les deux termes, non pas également, mais en même temps. Dans quelle mesure? Ici, le doigté seul l'indique : avec un peu d'habitude on se trompe rarement. Il existe d'ailleurs des règles générales desquelles, pour ma part, je ne m'écarte jamais et dont je donne ici l'exposé avec le développement qui convient.

Voici d'abord mon malade : c'est un homme de quarante-cinq ans environ. Son aspect extérieur n'a rien d'un grand malade ; seulement un peu de lassitude et quelques petits signes qui n'échappent pas à un coup d'œil habile. L'examen médical le

décèle variqueux, hémorroïdaire, au premier degré
de l'artério-sclérose, avec des organes touchés,
le poumon par de l'emphysème, le cœur par de la
myocardite ; le foie, le rein, l'estomac, l'intestin,
par des insuffisances fonctionnelles ou motrices ou
secrétoires. Tout cela, peu marqué au repos, s'accentue à l'effort. Les masses musculaires sont toujours chétives et molles, qu'il y ait ou non surcharge
graisseuse. L'intellectualité est intacte ; la sensi-
bilité est légèrement atteinte. Je parle de la sensi-
bilité morale : le malade se sent déchu et s'en alarme.
Mais son inquiétude ne le conduit pas à la neurasthénie. Elle reste pondérée, en rapport avec les
causes qui la provoquent ; l'épuisement est musculaire plutôt que nerveux. La fatigue précoce, la
vitalité diminuée tiennent à l'insuffisance des
muscles, agents d'exécution, et non à l'inertie du
pouvoir central.

Cet homme s'est écarté des règles d'une existence
normale. Il s'agit de l'y ramener.

D'abord, une vue de détail. Il est hémorroïdaire.
Rien ne s'oppose à ce que l'on emploie contre ces
extériorisations gênantes ou douloureuses l'un des
nombreux procédés qui ont au moins la vertu de
soulager s'ils n'ont pas celle de guérir. Il est dyspeptique (bien entendu nervo-moteur). Non seulement rien n'empêche, mais tout engage à lui
conseiller une bonne méthode de rééducation viscé-

rale : soit qu'il ait recours à l'action de la chaleur lumineuse, complétée par le repos; soit qu'il puisse suivre le mode de traitement que j'emploie depuis dix ans avec un succès constant. Mais je n'aime pas beaucoup dans ce cas particulier les méthodes qui s'appuient exclusivement sur l'emploi des régimes et des médicaments. C'est là surtout que se vérifie l'opinion que j'ai tant de fois émise à leur sujet : elles ont toutes de très grands mérites, mais elles ont le tort commun de viser la maladie dans ses effets, non dans ses causes.

Ensuite, une vue d'ensemble. Ici, vraiment, ici seulement, nous atteignons les causes, en conseillant à notre malade une hygiène rationnelle, c'est-à-dire la mise en équilibre, autant que faire se peut, de ses recettes et de ses dépenses.

RECETTES. — La ration alimentaire ne peut être fixée dans un livre. Elle est dépendante du poids, de la taille, du sexe, de l'âge et de mille autres considérations que l'examen individuel peut seul mettre en valeur. Toutefois il existe un certain minimum, au-dessous duquel le terrain est défendu par des prohibitions rigoureuses. Certains aliments sont en effet toujours dangereux. Ils le sont davantage pour les arthritiques que pour ceux qui ne le sont pas; mais, en somme, ils ne valent rien pour personne. Ce sont :

Le gibier, les conserves, les coquillages, les

salaisons, les sauces, épices et mets de haut goût, les champignons et les truffes, les pâtisseries lourdes, le cacao, l'alcool.

La seule chose regrettable, c'est que ce sont précisément ces saints-là dont Brillat Savarin a peuplé tout son ciel. J'ajoute qu'en aucun cas la quantité de vin consommée ne dépassera 1/2 litre de vin rouge ou un litre de vin blanc, quotidiens.

En ce qui concerne les heures, il faut en revenir franchement aux vieux usages français adaptés à notre climat, à nos habitudes, à nos mœurs. Toutes les modes anglaises ne sont pas recommandables, en particulier celle des cinq ou six repas quotidiens coupant la journée d'une façon maladroite et ne laissant aux estomacs les plus énergiques et les mieux doués qu'un insuffisant répit aux premières heures du matin.

o o o

Ceci dit, voici comment je comprends la journée de ce quadragénaire atteint du petit arthritisme qui a le temps, les moyens et la volonté de ne pas évoluer vers le grand.

Dans l'ensemble, sept heures de bon sommeil sont nécessaires et suffisantes. Cela ne veut pas dire sept heures de séjour au lit. L'arthritique étant toujours un dyspeptique, a un sommeil accidenté, coupé de cauchemars. Il lui faut un certain temps pour s'endormir, et cette période préparatoire ne compte pas dans les sept heures que je réclame pour lui. De même, il arrive souvent que le réveil soit difficile. Par suite de la mauvaise qualité de son repos, l'arthritique se sent, au matin, las et courbaturé. Ses articulations, ses muscles ne lui obéissent pas et il éprouve la sensation pénible d'être plus fatigué en se levant qu'il ne l'était en se couchant la veille. Dans ces conditions, il est bien difficile d'interdire aux malades ce sommeil du matin qui, seul, est profond et réparateur. On ne peut y arriver que progressivement, en faisant la part de la nécessité et celle de l'habitude et par le redressement de l'hygiène générale.

En temps normal, le lever aura lieu vers 8 heures. Ce lever sera suivi d'une affusion chaude plutôt que d'un grand bain. Si le bain est maintenu, il sera court. Mais je lui préfère l'affusion après laquelle on fera sur tout le corps une friction de quelques minutes à l'eau de Cologne ou de lavande. En effet, contrairement à ce que l'on pourrait croire, l'eau, en général, n'est guère favorable à l'arthritique, qu'il s'agisse du lavage extérieur ou du lavage intérieur. La peau est le baromètre de l'arthritique. Son intégrité est la mesure de sa santé. Ses moindres altérations sont toujours l'indice de troubles viscéraux dont la répercussion se fait sentir à sa surface. Elle se trouve ainsi transformée en une sorte d'émonctoire supplémentaire d'autant plus facilement altérable que sa résistance est moindre et que les déchets d'élimination sont plus toxiques. D'autre part, l'arthritique, chacun le sait, se refroidit avec une très grande facilité, par suite de l'insuffisance de ses oxydations. Il s'agit donc de trouver le moyen d'entretenir chez lui une bonne respiration cutanée, de dégorger fréquemment les orifices des glandes, de stimuler l'innervation et la vascularisation périphériques et cela sans irritation, ni refroidissement. C'est pour ces raisons que le bain sera remplacé avantageusement par le tub ou la douche chaude, terminés par un rapide frottage à l'eau de Cologne.

A plusieurs reprises, j'ai signalé ce fait que l'estomac de l'arthritique, même n'étant pas malade, est rarement diligent. Il évacue mal et lentement. Je conseille de faire le matin dans la région épigastrique, cinq ou six affusions avec une éponge alternativement trempée dans l'eau chaude et dans l'eau froide. Cette pratique est excellente pour réveiller la contractibilité endormie de l'organe et déterminer l'expulsion des résidus de la veille.

En ce qui concerne le lavage intérieur, il faut savoir ceci. L'arthritique a besoin de laver son filtre rénal, mais il n'a pas besoin de diluer outre mesure un suc gastrique déjà pauvre. Il boira

donc abondamment à jeun et le moins possible
au repas. Les meilleures eaux de table sont les eaux
peu minéralisées et diurétiques d'Evian, Con-
trexéville, Martigny ou Vittel. Quant aux eaux
alcalines, capables d'apporter un soulagement dans
les cas de dyspepsie confirmée, en saturant les
acides de fermentation ou de dédoublement, ce
qui est bien, elles saturent en même temps les
acides normaux indispensables, ce qui est mal.
On les boira donc légèrement tiédies, non aux repas,
mais avant, de façon à réduire au minimum cet
inconvénient très réel. Donc, après le tub, les affusions, la friction, un verre d'eau de Vichy sera le
bienvenu.

Un petit quart d'heure d'exercice. Cet exercice
sera surtout respiratoire. Pendant la nuit, les sécrétions, plus ou moins abondantes des épithélia
pulmonaires se sont accumulées dans les régions
déclives. Il faut s'en débarrasser sans trop de
secousses et par persuasion plutôt que par violence.
Rien ne vaut à cet égard quelques bons mouvements
combinés des jambes, des bras et du thorax, exé-
cutés fenêtre ouverte. Ainsi beaucoup d'oxygène
visitera beaucoup de recoins d'alvéoles et la bonne
humeur du matin se continuera tout le jour. Outre
leur action évidente sur la fonction respiratoire,
ces mouvements en ont une autre, non moins réelle,
sur la fonction intestinale. En agitant rythmique-

ment un estomac encore mal éveillé, ils excitent, de proche en proche, les contractions vermiculaires de l'intestin, de la même manière que les secousses imprimées à l'extrémité d'une corde se font sentir à l'autre extrémité. Ces ondulations, la plupart du temps, ont un effet appréciable. A l'arthritique, qui presque toujours est un constipé, elles procurent une selle abondante et facile, sans qu'il soit nécessaire de passer par les inconvénients ou même les dangers des purgatifs. La haute valeur de ces exercices est du reste si bien connue que de nombreux ouvrages récemment publiés traitent à fond la question de la gymnastique en chambre. Les plus volumineux ne sont pas les meilleurs, et je recommande tout particulièrement celui de M. Parnet, édité chez Nilson. L'auteur connaît à fond le sujet dont il traite, et ses conseils éclairés ne pourront qu'être utiles à ceux qui les suivront.

La toilette matinale, si je prends ce mot dans son sens le plus large, la toilette ainsi comprise, sera suivie immédiatement de l'absorption du petit déjeuner composé, soit à la mode ancienne, la meilleure, d'une soupe parfumée et chaude — soit d'une tasse de thé ou de café au lait avec rôties ou brioches.

Ensuite nous laisserons se vider l'estomac. Quatre heures au moins sont nécessaires. Le deuxième repas aura lieu vers 1 heure. La mode anglaise des petits repas fréquents intercalés entre les grands n'est pas favorable à l'arthritique. Outre qu'elle finit toujours, si modéré qu'on soit, par imposer une véritable surcharge, elle offre des inconvénients d'ordre physiologique qui me semblent l'emporter, et de beaucoup, sur ses avantages. Le suc gastrique des arthritiques est un suc gastrique peu abondant et faible. Il ne faut pas, en effet, confondre avec le suc gastrique, le mucus secrété en grande quantité par des parois irritées ; ni prendre pour une acidité de bon aloi l'acidité caustique et brûlante due aux acides de fermentation. Or, à chaque sollicitation, l'estomac prépare et fournit la quantité de suc gastrique qu'il est susceptible de fournir dans l'unité de temps. Et comme il ignore absolument ce qui va suivre, il mobilise autant de forces pour 50 grammes que pour 200, de sorte que l'offre est toujours supérieure à la demande. Il y a production inutile, et comme les forces de réserve sont loin d'être inépuisables, il y aura déficit pour le repas suivant qui se trouve précisément être le plus important.

En regard de ces inconvénients qui sont presque des dangers, les protagonistes de cette méthode, ou plutôt de cette mode, mettent en avant certains avantages. L'estomac de l'arthritique, disent-ils, est toujours en état d'insuffisance motrice. Cette insuffisance entraîne la stagnation des aliments, et remplace la digestion par une décomposition. D'où résultent, sans compter une intoxication généralisée et grave, des ballonnements, des céphalées, des vertiges, conséquences ordinaires de l'inertie stomacale. L'arrivée des aliments nouveaux stimule les réflexes digestifs, réveille la musculature endormie, et le premier effet de leur introduction est de déterminer l'expulsion des anciens. Tout cela paraît vrai ; mais je crois que c'est acheter bien cher un soulagement momentané. Car le cycle ainsi constitué, n'est pas d'une durée illimitée et la fatigue de l'organe aura vite fait d'y mettre un terme. Ensuite, l'empoisonnement qu'on croit combattre ne fera qu'augmenter, dès que l'estomac, devenu incapable non seulement de peptoniser les aliments, mais même de les antiseptiser, ne fournira à l'intestin que des matériaux inutilisables et dangereux. L'assimilation se trouvera viciée dans son origine même.

Ceci peut convenir, à la rigueur, à des êtres normaux, doués de ressources assez grandes pour organiser des suppléances. Mais l'arthritique est anormal par définition même et fera sagement d'éviter cette erreur. Par conséquent, son deuxième repas aura lieu à 1 heure, et il sera complet ; c'est-à-dire composé de hors-d'œuvre pris parmi les inoffensifs, d'un plat de viande et de légumes préparés simplement, servis ou non séparément, et enfin d'un dessert, lequel sera un fruit. Je sais bien qu'il y a les oxalates, les malates et autres adversaires. Mais il y a aussi les cellules vivantes qui sont très estimables. En bouteilles enveloppées de savants prospectus, d'ingénieux pharmaciens en font des panacées. Elles n'en sont point, mais elles ont leurs mérites. Le fruit qu'une main soigneuse et propre a cueilli sur un arbre est toujours revêtu d'un duvet velouté, parure de sa fraîcheur. Sous ce duvet protecteur, la pulpe vierge du fruit est demeurée à l'abri de toutes les souillures et n'introduira dans l'organisme aucun principe de contamination, aucun germe nocif. Si puissantes sont ses qualités que les fruits et les légumes frais sont le meilleur remède qu'on oppose au scorbut. Et n'est-ce pas déjà une ébauche de scorbut que cet enduit blanchâtre dont la langue de l'arthritique est chargée au réveil et qui, semblable au muguet des vieillards, annonce le peu de vitalité de ses épithélia. Ma conviction là-dessus est si formelle que je n'hésite pas à recommander les fruits frais au petit déjeuner du matin, certain que leur vertu dépurative ira dans les profondeurs du tube digestif exercer ses actions salutaires.

Le déjeuner s'achèvera sur une tasse de café très chaud et pas trop fort. En cas de contre-indication, on le remplacera, non au point de vue de l'agrément mais à celui de l'effet, par une de ces claires et chastes infusions, camomille ou verveine, dont le goût, un peu précieux peut-être, commence à se répandre.

Beaucoup de personnes ont l'habitude de goûter vers 5 heures. La pratique est plutôt condamnable ; je ne la recommande pas aux arthritiques. En tous cas, elle restera accidentelle et dépendra exclusivement de l'emploi de l'après-midi. Si l'arthritique s'est donné beaucoup de mouvement, la chose est sans inconvénient. S'il est resté assis sur un fauteuil de bureau, elle semble tout au moins inutile. Quand ce goûter aura lieu, il sera très léger, rigoureusement exempt de ces pâtisseries et liqueurs qui ne sont que les servantes de la gourmandise et nullement du besoin. Ne pas oublier que les migraines et les lourdeurs de tête dont beaucoup d'arthritiques souffrent au milieu de l'après-midi, seront aussi bien calmées par un simple verre d'eau que par une collation trop souvent indigeste.

Le repas du soir, servi autant que possible vers 8 heures, surtout si l'on n'a pas pris de goûter, sera moins abondant que celui de midi, mais avec plus de diversité. Il est, à mon sens, le repas important de la journée, en ce sens qu'il détermine ce que sera la nuit, ou bercée de paisibles songes, ou troublée de cauchemars irritants. Comme le repas a douze heures devant lui pour quitter l'estomac, l'homme bien portant pourra le faire recherché et solide.

L'arthritique se contentera du second terme. Mais l'un et l'autre y verront une halte agréable, l'occasion d'une heure de liberté et d'aisance après laquelle ils iront...

L'homme bien portant ira où il voudra, mais l'arthritique se souviendra que la même circonspection doit présider à ses occupations de la nuit et du jour. S'il veut s'épargner la lourde somnolence matinale qui est toujours la rançon de l'insomnie nocturne, il ne lui suffira pas d'éviter le soir un dîner trop copieux. Il faudra encore que le coucher tardif soit l'exception et non la règle ; il faudra enfin que la modération gouverne ses exploits de tous genres. Plus que tout autre, l'arthritique ne doit pas oublier le proverbe, et pour voyager loin, ménager sa monture.

Tel est, en linéaments suffisamment précis, mais cependant nullement inflexibles, le schéma de la journée normale d'un arthritique, au point de vue de l'hygiène. Il reste à la meubler au point de vue des occupations et de l'activité.

Évidemment, une partie doit être consacrée au travail, mais quel que soit d'ailleurs le genre de ce travail, finance, industrie, commerce, profession libérale ou convenances personnelles, si l'arthritique est un oisif, il ne faut pas oublier que nous nous adressons à un malade, et les affaires, si importantes soient-elles, ne le sont jamais autant que la conservation ou la recherche de la santé. Donc, de toutes manières, quatre heures au moins seront consacrées à l'exercice. En prononçant ce mot, je touche à la question qui me tient le plus à cœur et, désireux de la traiter dans ses points essentiels, je vais la reprendre d'un peu haut.

Plus que l'Angleterre, surtout bien avant elle, la France fut la patrie des jeux de force et d'adresse et des exercices de plein air. Elle tira ce goût, partie du propre fond gaulois, partie de l'héritage des Romains, ses premiers conquérants, lesquels, comme les Grecs, leurs éducateurs, tenaient en haute estime la vigueur physique, et la jugeaient inséparable de la forme. Un peu plus tard, les Francs, et derrière eux, tous les Barbares, dont l'ancienne Gaule fut le lieu de résidence ou de passage, infusèrent à ces contrées que la décadence impériale menaçait d'entraîner avec elle, une exhubérante vitalité. Ils respectèrent les gymnases, les cirques et les stades élevés par leurs devanciers, et les consacrèrent en les fréquentant. Mais, bien que le contraire semblerait plus logique, l'état de guerre n'est pas favorable aux sports. Soit qu'il constitue par lui-même un dérivatif suffisant, soit que le temps fasse défaut pour l'indispensable entraînement. Le Moyen-Age ressuscita les champs de Mai oubliés, sous la forme de tournois et d'assauts. Mais pour ces rudes jouteurs, le tournoi ne valait pas la guerre, si près fût-il de la réalité. La guerre, ils le sentaient, était leur raison d'être. Ils lui faisaient honneur et c'est d'un bras solide que, du comte Eudes à Dugues-clin, et de Louis-le-Gros à Charles-le-Téméraire, les princes et les hauts barons manièrent l'épée féodale. Dès que la bataille incessante ne fut plus une règle de vie, l'escrime fine et déliée, importée d'Italie, remplaça la masse d'armes et l'estoc. L'es-crime trouva aussitôt dans cette aristocratie tur-bulente qui entourait les rois des guerres de reli-gion, ses plus fervents protagonistes. La France fut sa terre d'élection, et elle y commença un règne quelquefois éclipsé, jamais anéanti. A peu près en même temps, les jeux les plus divers firent leur apparition. Pendant deux siècles, la France fit beaucoup de guerres ; mais à part de rares incur-sions aux frontières, l'ennemi nous vit beaucoup chez lui, mais ne vint pas chez nous. Peu ému de ces batailles lointaines où ni son amour-propre, ni sa sécurité n'étaient en cause, le peuple se remit à s'amuser chez lui. Pas de petite ville qui n'eût alors son mail, où des sociétés, aussi bien organi-sées que nos clubs d'aujourd'hui, se rassemblaient pour jouer à la longue paume, tirer à l'arc ou au fusil, ou livrer aux rivaux des bourgs ou des cités voisines d'interminables parties de barres. D'ail-leurs, chaque province avait son jeu particulier, on pourrait dire son sport local. Parmi eux, je ne

citerai que la soule bretonne, ancêtre certain du
foot-ball, moins savant que lui, mais plus sau-
vage.

La Révolution porta un coup funeste à cet ensemble. Le peuple s'occupa d'autre chose, et les
sujets ne lui manquèrent pas. Vingt ans de guerres
continuelles coûtèrent au pays plus d'un million
et demi de ses jeunes hommes. Puis la main de fer
du régime impérial institua cette centralisation
utile, mais pesante, qui étouffa en peu d'années
toutes les vitalités régionales. Depuis lors, la Province vécut à l'ombre de Paris. Incapable désormais de la moindre initiative personnelle, le corps
subit la loi que le cœur imposait. On imita Paris ;
on n'imita que lui ; et comme Paris manquait
d'air dans ses rues et ses ruelles, la Province manqua d'air dans ses libres espaces. Si on ajoute à
cela la tournure d'esprit du moment, toute entière
livrée aux spéculations de la politique générale ;
l'influence d'une philolosohpie étriquée qui parlait
beaucoup et agissait fort peu ; le régime étroit,
obscur, autoritaire dans le mauvais sens, des lycées
et des collèges ; enfin, l'état pitoyable où se trouvait l'hygiène publique et privée, il est facile de
s'expliquer pourquoi, pendant près d'un demi-
siècle, la jeunesse française, des taches d'encre
aux doigts, ne connut que les récréations captives
entre les quatre murs des geôles officielles où l'on

était censé lui apprendre la vie. L'éclipse fut profonde, si profonde que pendant le siège de Paris, les gardes nationaux, dans leurs peaux de mouton, immobiles, regardaient ahuris les mobiles bretons jouer au bouchon sur les remparts : et ils s'étonnaient que des hommes, citoyens d'une République, pussent ainsi prendre plaisir à des batifolages d'enfants. Peut-être est-ce cependant de ce jeu innocent et peu accidenté que date, en France, la réapparition et le prestige des jeux de plein air. On vit se former des clubs de joueurs de bouchon, de quilles ou de boules. Les maisons d'éducation, surtout les maisons religieuses, s'emparèrent du mouvement. Les établissements officiels suivirent avec une certaine maussaderie. L'armée à son tour entra dans la carrière, et le mouvement ainsi déclanché ne s'arrêta plus. La gymnastique, non encore réglementée, la gymnastique tout de même, cessa d'être un ennuyeux accessoire et prit sa place au soleil, d'abord timide, puis de plus en plus grande, quoique toujours sans prestige. C'était une aube bien pâle, mais le soleil allait surgir.

Il arriva, éblouissant, lorsque naquit la bicyclette. Depuis une quarantaine d'années, le célérifère, la draisienne, bientôt appelés vélocipèdes, étaient entre les mains, plutôt entre les jambes de quelques initiés. On les avait lentement perfectionnés, d'abord en leur adjoignant des pédales, puis en créant le bicycle dont la toute petite roue courait à perdre haleine derrière une sœur aînée qui n'en finissait pas. Malgré tout, ces inconfortables appareils excitaient la curiosité plus que l'intérêt et le rire plus que l'envie. Quelqu'un trouva la chaîne et tout changea. La grande route mélancolique qui. depuis si longtemps, ne voyait passer que de grossiers charrois et des petits enfants qui poussaient des cerceaux, s'imagina que ces petits enfants avaient subitement grandi et, las de jouer avec, étaient montés dessus. Ce fut la folie de la bicyclette et les grands jours des luttes héroïques. L'Angleterre envoya ses champions, lesquels battirent les nôtres avec une dérisoire facilité. Un cri de colère s'éleva : « Et pourquoi donc? Ont-ils de l'autre côté du channel, des muscles plus puissants et des cœurs plus solides. » On essaya encore et il fallut convenir qu'ils en avaient ; et il fallut comprendre pourquoi ils les avaient. On le leur demanda à eux-mêmes : « Parce que nous y consacrons beaucoup de temps et beaucoup d'efforts », répondirent-ils.

L'émulation était née. Avec l'émulation, l'amour-propre. Avec l'amour-propre, le progrès.

D'aucuns même le trouvent encombrant. Car la poussée a été trop violente; et déjà la réaction se dessine, craintive encore, mais déjà saisissable. « Le niveau des études baisse très sérieusement, commencent à déclarer ceux qui représentent parmi nous l'élite universitaire. Il est grand temps d'y remédier, si nous ne voulons pas voir la boxe anglaise remplacer en tous lieux l'atticisme français. » Ont-ils raison? Ont-ils tort? Je crois que l'engouement a été, est encore excessif — mais je crois aussi fermement qu'en cela comme en tant d'autres choses, l'inévitable tassement remettra tout en place ; je crois, j'espère surtout que le goût des exercices physiques persistera et gardera, sinon le terrain envahi, au moins le terrain nécessaire.

Car le médecin ne peut pas passer indifférent devant la question posée. Tous ou à peu près, restent convaincus de la vérité du vieil adage : *Mens sana in corpore sano*. Seulement, se plaçant raisonnablement au point de vue des résultats utiles, et ne confondant pas la culture physique propice à la masse avec la culture athlétique propice seulement à quelques-uns, le médecin voudrait que plus de cohésion dans la méthode, plus de persévérance dans l'effort amenât au but proposé. Or, ce but est d'obtenir une race bien trempée dans l'ensemble, et non quelques sujets d'exception imbattables dans leur spécialité, champions de course et de boxe, et grands destructeurs de records. Ces athlètes sont remarquables sans doute : je dirai même qu'ils sont utiles, car ils servent à jalonner la route vers laquelle la foule des compétiteurs s'échelonne derrière eux. Mais les atteindre n'est pas dans les moyens du peuple et ce n'est pas, du reste, sa destinée. L'éducateur doit viser et plus net et moins haut, et chercher à obtenir, non pas des faits exceptionnels, mais des corps excellents. Déjà, quelques personnalités bien placées pour être des maîtres éminents ont su, par la parole et par l'exemple, s'élever à un quasi apostolat. Dans l'armée, dans la marine, dans l'université, les grands établissements d'industrie ou de commerce, la presse même, ces apôtres sont aujourd'hui suffisamment armés pour avoir mis debout une sorte de doctrine, par laquelle l'étude de l'entraînement physique, parti du rang de simple notion, grandira peu à peu à celui de science définie, ayant son point de départ, ses règles précises et son point d'arrivée. Déjà, l'un de ces maîtres, officier de marine des plus distingués, a codifié les mille efforts individuels qu'il voyait s'agiter autour de lui et fait un ensemble solide du chaos dépareillé existant avant lui. Le lieutenant de vaisseau Hébert n'obtient pas seulement des sujets vigoureux, il n'obtient que des sujets vigoureux, capables de tirer parti, en tout milieu et en toutes circonstances, des ressources physiques de l'homme, si abondantes et si précieuses, qu'elles font de lui l'être le plus apte à s'approprier toutes les spécialités des autres.

Si la valeur de l'éducation physique est indiscutable lorsqu'il s'agit d'obtenir chez des êtres jeunes l'optimum du développement qui leur permettra d'être dans la lutte pour l'existence des combattants décidés et robustes, cette valeur est plus indiscutable encore lorsqu'il s'agit, non plus seulement d'acquérir ou de maintenir ce développement, qui n'est en somme que le plein exercice d'une santé sans souillure et sans vicissitudes, mais encore de récupérer cette santé lorsque des événements accidentels, des erreurs ou des fautes semblent l'avoir irrémédiablement compromise. Lorsqu'il s'agit de la conquérir, ou plutôt de la retrouver, puisqu'en général c'est un bien que l'on avait et qu'on a gaspillé, on n'y arrive qu'à force de persévérance et de méthode. Lorsqu'il s'agit de la conserver, la difficulté est infiniment moindre, à condition, bien entendu, de ne pas retomber dans les fautes qui l'on compromise. Les sports, ce qu'on est convenu de désigner sous ce nom, ne conviennent pas à la conquête. Ils conviennent admirablement à la conservation. Lorsque mon arthritique ne sera plus le dévoyé fonctionnel qui lui vaut cette désignation, je lui conseillerai la pratique des sports, et je choisirai celui ou ceux qui s'adaptent le mieux aux circonstances. J'établirai des graduations, soit dans un sport unique, soit entre eux. Si je choisis le tennis, par exemple, je lui dirai,

où, quand et comment et combien de temps il doit
en faire. Si par la suite il convient d'abandonner
le tennis et d'employer la course, j'agirai pour
celle-ci comme j'ai agi pour celui-là, et je lui doserai
la manière d'en user. Mais ces jeux violents, je l'ai
dit, ne conviennent pas à la conquête, précisément
parce qu'en dépit de la bonne volonté de celui qui
s'y livre, et de l'expérience de celui qui les conseille,
ce sont des jeux d'effort. Il est trop difficile de les
réglementer. L'imprévu y domine. Il est rare que
le joueur, dépassant le stade d'exercice, n'entre
pas dans le stade de fatigue. Or, ce qui est permis
aux bien portants ne l'est pas aux malades. A aucun
moment de la cure par l'exercice, la fatigue ne doit
apparaître. La fatigue, je l'ai dit, car je suis obligé
de me répéter souvent, la fatigue est mauvaise
conseillère. Elle détermine chez l'arthritique un
état si pénible, que les résultats de l'effort d'aujourd'hui découragent l'effort de demain ; sans
compter que le bouleversement qu'elle occasionne
est de taille à créer les pires désagréments.

Si tout en sauvegardant sa responsabilité médicale et en épargnant au malade, homme du monde,
la surveillance qui le gêne et la réglementation qui
l'horripile, on pouvait lui conseiller un exercice
qui joignît l'agréable à l'utile, la question serait
résolue. Or, cet exercice existe. Je ne sais s'il a été
inventé de toutes pièces et constitué en vue d'être

un sport plus qu'un traitement, mais, tel qu'il est, il réunit ces deux qualités, et le médecin a le droit et le devoir de se l'approprier. Je veux parler du golf.

Il n'est personne qui ne connaisse le golf. Ceux qui le jouent le trouvent passionnant. Ceux qui le regardent jouer le trouvent insipide. Ceux-ci ont tort. Cet exercice demande plus d'adresse que de force, plus de jugement que d'automatisme, plus de réflexion que de hasard. Il ne convient pas seulement aux gens âgés comme pourrait le faire supposer la pondération de la mise en scène. Les jeunes gens s'y appliquent volontiers ; il les occupe sans les ennuyer. Les hommes à l'âge moyen de la vie y trouvent l'occasion d'agréables victoires et ne méprisent pas ce moyen de briller dans les deux genres de supériorité qu'ils ambitionnent vivement de ne pas perdre trop tôt : la vigueur et l'adresse. Enfin, les femmes y jouent toujours avec ardeur. Elles savent qu'il donne à leur teint une animation et une fraîcheur de bon aloi et qu'il leur permet de remplacer les gestes de violence pour lesquels elles ne sont point faites, par les gestes de grâce où elles sont souveraines.

Au point de vue de l'esthétisme et des convenances, il s'applique donc à tous les âges, comme il s'applique à tous les sexes. En disant qu'il s'adapte également à toutes les constitutions et à tous les

tempéraments, cette assertion ne contrariera pas
la vérité. Car le golf n'est que la subordination à de
certaines règles nullement gênantes, du reste, d'un
exercice naturel, la marche. C'est pour ainsi dire
une marche perfectionnée, un moyen d'atteindre
les limites d'un entraînement judicieux, sans jamais
dépasser celles de la fatigue. Et cet entraînement
touche toutes les musculatures. Dans la marche,
les muscles des segments inférieurs travaillent
d'une manière active. Ceux des segments moyens
jouent le rôle passif de fixateurs. Ceux des segments supérieurs n'entrent en jeu que si l'allure
est assez rapide pour exiger le balancement des
bras.

Or, cette allure rapide, qui constitue seule un
exercice complet, peut devenir, chez les arthritiques, une cause fâcheuse d'essoufflement et les
amener à cette lassitude que précisément nous voulons éviter. Le golf remédie par définition même à
cet inconvénient. Les bras travaillent autant que
les jambes, sans que les mouvements modérés des
uns soient liés au mouvement accéléré des autres,
par conséquent, sans discordance. On va, on vient,
on se penche, on frappe, on se relève. Le corps tout
entier fournit un travail dont on peut accroître ou
restreindre à son gré l'amplitude et qui, dans tous
les cas, même chez les plus emballés, n'est jamais
excessif.

Cela seul suffit à lui assigner la meilleure place parmi les sports sans prétention et à tendances vraiment hygiéniques. Mais ceux-ci, quels qu'ils soient, exigent certaines conditions souvent assez difficiles à remplir, parmi lesquelles la plus essentielle est la nécessité d'un apprentissage d'autant plus pénible que l'on est plus âgé. Tout au contraire, n'importe qui peut jouer au golf. Je ne dis pas : bien jouer ; à cet exercice, d'apparence si simple, ne parvient pas qui veut à la maîtrise. Mais jouer suffit à notre point de vue spécial, puisque nous n'ambitionnons ni record, ni triomphe, et que nous voulons seulement réaliser des bénéfices et faire provision de santé.

En résumé, sport agréable, jamais dangereux et accessible à tous. De plus, exercice assez intéressant pour faire oublier le tabac et l'alcool à leurs esclaves les plus soumis, ce qui le met bien au-dessus d'une amusette. Enfin, il peut être ce que l'on veut, mettre en valeur toutes les supériorités à l'instar des plus bruyants confrères, organiser des championnats et compter des champions.

Il doit ses multiples avantages à sa propre nature, aux conditions mêmes de son existence : le terrain sur lequel on le joue et la manière dont on le joue.

D'abord le terrain. Il s'agit, bien entendu, d'un terrain préparé, sur lequel on a réalisé, par tous les moyens possibles un confortable exceptionnel. Le cheminement du joueur s'exécute sur un véritable tapis dont l'élasticité artificielle facilite le rythme de la marche. Point de secousses ; pour les arthritiques à jointures douloureuses, point d'ébranlement saccadé du squelette. Chez ces derniers, il est fréquent de voir la marche, même modérée, exalter l'acuité des crises. Tout simplement parce que la dureté et l'irrégularité du sol se transmettent aux extrémités osseuses, les fatiguent, irritent les ligaments et les cartilages et augmentent, par réaction, tout au moins momentanément, les exsudats et les humeurs. De même chez les variqueux qui, supportant mal la station debout ou la marche prolongée, supportent bien, au contraire la marche douce en terrain plat. Les fervents du golf, venus à lui de bonne heure, ne connaîtront point les varices. Ses adeptes tardifs n'y guériront pas leurs lésions, s'ils en ont ; mais ils pourront espérer maintenir le *statu quo*, voire l'améliorer, et très probablement suspendre la tendance.

Ensuite le plein air. Le golf, sans discussion, est un jeu de plein air : incontestable supériorité sur quelques autres, le bridge, par exemple. L'aération du corps s'exerce facilement sous les vêtements légers qu'il est d'usage de choisir. Elle est facile, de plus, elle est complète. Les mouvements nécessaires déplacent ces vêtements, l'air y circule. La perspiration se fait toute seule ; une fine gouttelette de sueur paraît au collet de chaque glande. Le vent la sèche, une autre la remplace. De même, les gestes assez amples qu'il faut exécuter, l'élévation des bras, l'extension et la flexion alternative de toute la masse sacro-cervicale exigent la mise en travail des intercostaux et des respirateurs accessoires. La ventilation pulmonaire est complète jusqu'au fin fond des alvéoles. Le sang, mieux oxygéné, ralentit le rythme de sa course. Passant moins vite, il visite mieux ; toutes les cellules ont le temps de s'approvisionner. La démarcation entre le système artériel et le système veineux est à son maximum, l'un charriant tous les éléments de la vie, l'autre emportant tous ses déchets.

Contrairement à tout se qui se passe dans un organisme dont les échanges sont peu actifs, ces déchets, nous l'avons dit, trouvent grandes ouvertes les portes de sortie. L'exhalaison au niveau du poumon, la perspiration au niveau de la peau, toutes deux notablement augmentées soulagent d'autant le rein trop souvent chargé du nettoyage universel, qu'il exécute d'ailleurs avec une irréprochable conscience, jusqu'au jour où il fléchit, victime du surmenage et de l'usure.

De plus, l'exercice du golf ne se contente pas d'activer les échanges. Il les régularise. Ennemi de tous les soubresauts et de tous les efforts, il ne permet pas que l'exagération du mouvement succède à l'exagération de l'inertie. Par cela, il évite ces décharges brutales dont j'ai tant de fois parlé déjà et qui transforment l'organisme assoupi de l'arthritique en une usine de poisons.

Tels sont les appréciables résultats de cet exercice modéré et complet. J'ajoute que ces résultats sont très facilement obtenus sans inconvénient et sans ennui. Et cependant je ne veux pas élever un simple jeu, si bienvenu soit-il, au rang de panacée. Je lui reconnais simplement des mérites qui lui permettent de s'appliquer, ou mieux de s'adapter avec justesse aux divers stades de la vie. Pourquoi tant de médecins hésitent-ils à conseiller aux vieillards la pratique des sports de leur âge? C'est qu'ils craignent que cette pratique ne soit pas rationnelle. Ils ne veulent pas remplacer une inertie mauvaise par une suractivité plus mauvaise encore. Et ils ont raison de s'abstenir, s'il leur est impossible de surveiller eux-mêmes l'exécution de leurs prescriptions. Les vieillards sont le plus souvent des artério-scléreux ; les vaisseaux durs et tendus, le cœur anémié et fragile ne peuvent pas résister aux coups de bélier de l'effort. Mais ici, indiquez-moi l'effort... il n'est nulle part, on ne court pas, on marche. On frappe d'un geste souple une balle élastique. Des haltes bienfaisantes marquent la route du golfeur et sa balle tranquille attend son bon plaisir.

Enfin, les arthritiques, en général, plus particulièrement les fatigués et les nerveux, retirent de
cette pratique un bienfait immédiat auquel ils
sont très sensibles. Je veux parler du retour du
sommeil, et de la disparition des torpeurs matinales
succédant aux nuits d'insomnie.

Au cours de cette étude, du reste sans prétention, je n'ai point entendu faire une monographie
de l'arthritisme, mais j'ai cru nécessaire d'établir
une distinction très nette entre les diverses moda-
lités de cet état morbide. Il existe un petit et un
grand arthritisme. Le premier qui demeure très
longtemps ignoré est surtout dangereux en ce qu'il
conduit au second. Celui-ci se caractérise par des
signes bien connus, éclatants, à peu près invariables,
en dépit des doctrines, qui constituent à eux seuls
de véritables maladies très définies et très distinctes, mais entre lesquelles néanmoins, le lien d'origine est facile à saisir. Ce sont : la gravelle, la goutte,
le rhumatisme chronique, le diabète, l'obésité,
toute cette séquelle des affections de la peau qu'on
a voulu grouper sous le nom d'herpétisme : la lithiase biliaire, les hémorrhoïdes, bien d'autres
encore. Lorsque les petits arthritiques, les arthritiques en puissance, arrivent à la limite de leur tolé-
rance organique, ils sont frappés de l'une ou de
l'autre, même de l'une et de l'autre de ces maladies, tantôt sous leur forme atténuée, tantôt sous

leur forme sévère. Ils passent alors de l'arthritisme en marche à l'arthritisme confirmé, du trouble fonctionnel au trouble lésionnel, et ils deviennent justiciables, non plus des conseils du livre, mais des ordonnances du praticien.

Ce premier point acquis, il reste à en élucider un second. Ce petit arthritisme peut exister dans toutes les classes sociales. Je ne connais et je n'ai voulu parler que de celui dont les gens du monde forment les prototypes. J'estime, en effet, que l'homme réagit davantage aux conditions de son milieu, qu'à celles de son hérédité. Aux environs de la quarantaine, il s'est créé à lui-même une hérédité personnelle faite de ses habitudes, de sa manière de penser et d'agir, de ses qualités, de ses défauts, et dont l'influence sur sa vie est infiniment plus marquée que celle des orientations ancestrales. L'humanité ressemble à ces armées de pèlerins que l'on voyait jadis se diriger vers la Terre Sainte. Elles s'en allaient par groupes, vers un but identique. Ces groupes ne se confondaient point. Certaines affinités de race, certaines conditions de fortune les formaient et leur gardaient jusqu'à la fin une autonomie singulière. Le but était le même; les moyens de l'atteindre seuls étaient différents. Nous sommes aujourd'hui comme hier pèlerins de l'existence. Nous allons à sa terminaison avec la classe sociale à laquelle nous appartenons par naissance ou par adoption. Nos mœurs sont les siennes et nous n'en changeons guère. Les citadins et les ruraux ont des morbidités et des mortalités différentes. Parmi les citadins, il est des castes qui se côtoient sans se mêler. Je ne parle pas seulement des distinctions professionnelles. Je parle de celles plus complexes, mais tout aussi réelles qu'imposent la fortune, les convenances et les usages du monde. L'arthritisme, tel que je le conçois — le petit arthritisme, ai-je dit, et ce mot ne préjuge nullement sa gravité et ne fait que poser sa figure — est par excellence, l'hôte importun des gens du monde. C'est d'eux exclusivement que j'ai voulu parler. Et ici, je dévoile nettement le fond de ma pensée. Je veux m'élever au-dessus de la notion de l'arthritisme ; maladie individuelle, pour en faire véritablement ce que j'ai laissé entrevoir au début, l'arthritisme, maladie sociale. Je donne donc à ce mot d'arthritisme une compréhension qu'il n'a pas, et si je continue à l'employer, bien qu'il soit beaucoup trop petit pour la vaste idée qu'il représente, c'est que sa sonorité est déjà entrée dans les oreilles et qu'à en créer un autre on risquerait de n'être pas compris. L'arthritisme, pour moi, c'est cette sorte de cloaque où viennent aboutir toutes les maladresses, toutes les malformations toutes les erreurs, toutes les inconséquences d'une vie mal conduite dans ses détails, et à peu de chose près, gâchée dans son ensemble. L'arthritisme, c'est la méconnaissance de l'hygiène, allant parfois jusqu'à son absence. Ce n'est pas l'affirmation d'un mal, c'est la négation d'un bien. C'est un état mauvais que l'on a et qui représente exactement le contraire de l'état bon que l'on pourrait avoir.

Ainsi envisagées, les théories sur lesquelles on l'assied en tant qu'entité morbide, ces théories-là ont bien peu d'importance. Peu me chaut qu'on veuille le mesurer en dosant de l'acide urique et qu'on veuille le guérir en inventant les dissolvants les plus extraordinaires de cet acide fantôme. Comme si les réactions de l'être vivant s'accommodaient de cette chimie fantastique. Comme si l'être vivant était le bocal d'un pharmacien. Non, l'arthritisme comme je l'entends et comme je voudrais qu'on l'entendît avec moi, est une déviation de cet ensemble de forces dont le jeu libre et régulier constitue la santé. Une déviation, cela se redresse, car la plupart du temps, cela relève d'un faux départ. Quand on s'est trompé de route, on remonte au carrefour et l'on reprend la bonne. On ne remonte pas au carrefour avec de petits moyens, visant de petits effets et ignorants de grandes causes. On remonte au carrefour en prenant le contrepied de l'erreur commise. Seulement, on ne va pas aussi vite en marche arrière qu'en marche avant. Le contrepied, nous le prendrons avec douceur.

La manière dont la lutte doit être menée ressort de l'ensemble des considérations qui précèdent. A aucun titre, je le répète, il n'est justiciable ni des médicaments, ni des régimes. Ceux-ci et ceux-là sont des armes précises dont on ne doit se servir que contre des ennemis visibles, contre des assaillants sortis de leurs retraites, dont on n'a pas su prévoir les sourdes menées et contre lesquels on n'a pas eu recours, en temps voulu, au secours d'une hygiène bien comprise. C'est cette hygiène que j'ai voulu prôner en faisant de l'exercice physique, non pas seulement le complément, mais le pivot de l'existence normale. Toutes les imprudences, toutes les erreurs se paient un jour ou l'autre. Evidemment, il vient un temps où le médicament est, non seulement utile, mais encore indispensable. Seulement le migraineux se trompe en se bourrant d'antipyrine. Il peut se donner l'illusion d'effacer sa migraine, il ne la guérit pas. Il la combat avec le sabre à double tranchant que Joseph Prud'homme a rendu célèbre. Ici le devoir très net du médecin est de chercher la cause et non de supprimer l'effet. La cause est toute entière dans le mauvais emploi que le malade fait de ses forces vitales. Il les compromet et les adultère, il les transforme en agents de déchéance et de lente destruction. Disons-le lui et disons pourquoi. Apprenons-lui que, si son être moral est sous la dépendance de son cerveau, son être physique est sous la dépendance de son bulbe et de sa moelle, que bulbe et moelle se prolongent en ganglions, en plexus, qui sont autant de petits cerveaux périphériques, si l'on préfère, autant de centres dont chacun régit un territoire, un organe, une fonction. En faisant travailler indépendamment ces parcelles dont l'ensemble constitue l'être vivant, l'exercice joue le rôle d'un décentralisateur. Il fait appel aux énergies locales et soulage d'autant le pouvoir central trop souvent surmené. Ce n'est plus qu'en de rares occasions que nos réflexes sont protecteurs. Autrefois, ils l'étaient davantage, mais à mesure que l'axe nerveux affirmait sa suprématie, ils ont peu à peu disparu, et cela est si vrai que l'animal, qui ne pense pas encore, ou qui du moins pense mal, les a, mieux que nous, conservés. Lorsque sa peau vibre au contact d'une mouche, le cheval endormi ne s'en aperçoit pas, sa défense est automatique. Tâchons de vivre automatiquement, au moins quelques heures par jour. Ne prêtons pas à tous les bruits de la vie une oreille trop attentive, car l'attention toujours inquiète s'oppose à l'insouciance, partant à la bonne humeur, partant à la santé.

Qu'il me soit donc permis en terminant d'élever

sur le pavois le sport régénérateur de l'individu
et de la race, qu'il me soit permis aussi de saluer
ceux dont le patient effort s'ingénie à le hausser
à son vrai rang d'éducateur.

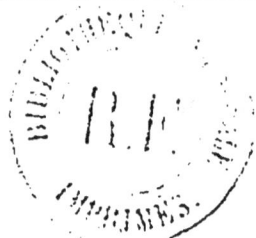

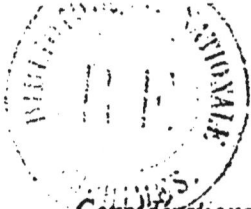

TABLE DES MATIÈRES

PREMIÈRE PARTIE

Genèse et Conséquences

Aspects de l'Arthritisme

DEUXIÈME PARTIE

Traitement

Conseils et Conclusions

Imp. J. Cussac, 7, rue Bleue, Paris.

www.ingramcontent.com/pod-product-compliance
Lightning Source LLC
Chambersburg PA
CBHW070519200326
41519CB00013B/2856